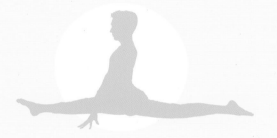

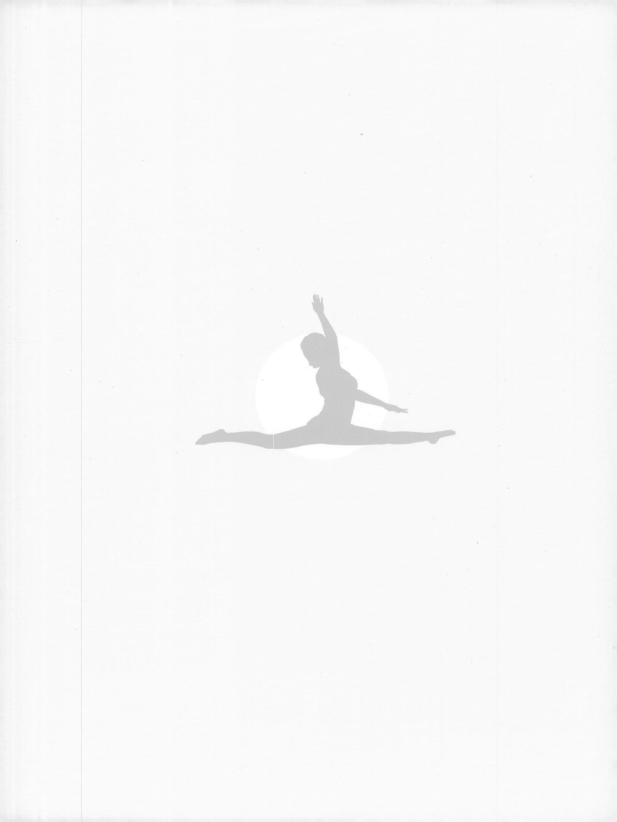

쓸모 있는 몸을 만드는 다리찢기 스트레칭

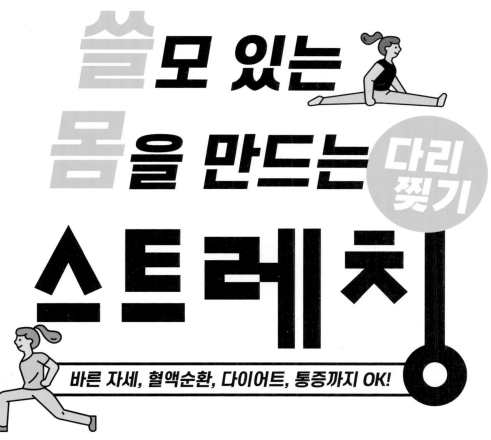

쓸모 있는 몸을 만드는 스트레칭

다리 찢기

바른 자세, 혈액순환, 다이어트, 통증까지 OK!

스트레칭 조이 **김성종 · 백민지** 지음

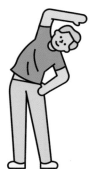

Booksgo

다리찢기를 향한 도전을 응원합니다

스트레칭이 우리 몸에 꼭 필요한 운동이라고 생각합니다. 스트레칭 샵을 처음 시작하였을 때 많은 사람들이 낯설어 했지만 지금은 스트레칭의 중요성이 많이 알려진 것 같아 뿌듯한 마음이 듭니다.

몸을 잘 쓰기 위해서는 근력과 유연성의 조화로움이 정말 중요합니다. 단단하게 힘만 센 근육은 부드럽게 움직이기 어렵고 반대로 힘없이 유연해 말랑하고 느슨한 근육은 안정적인 움직임을 하기 어렵습니다.

스트레칭 자체만으로 운동 효과를 느낄 수 있고 우리 몸에 좋은 변화를 가져다줍니다. 스트레칭을 사람들에게 전파하면서 몸의 변화를 체감할 때마다 '스트레칭도 운동이다.'라는 생각에 확신을 갖게 됩니다.

스트레칭만 했을 뿐인데 몸이 가볍고 유연하게 움직일 수 있게 된다는 사실에 놀라는 분을 많이 보았습니다. 나쁜 자세, 잘못된 습관으로 인해 우리 몸의 근육은 딱딱하게 굳고 틀어진 경우가 많고 통증에 시달리기도 합니다.

다리찢기를 하기 위해서는 바른 정렬이 꼭 필요합니다. 굳고 틀어진 근육을 풀어 제자리로 돌려놓아야 비로소 완벽한 다리찢기를 할 수 있습니다.

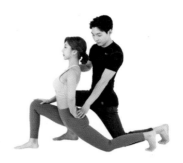

　하지만 다리찢기 스트레칭이라고 해서 무작정 근육을 늘이기만 하는 것은 아닙니다. 딱딱하게 굳은 근육은 풀어서 늘이고, 느슨하게 늘어난 근육은 조이고 강화하면서 균형 있게 근육을 발달시킵니다. 지금보다 더 부드럽고 유연한 몸을 원하는 사람, 틀어진 몸으로 인해 통증에 시달리는 사람에게 다리찢기 스트레칭은 도움이 됩니다.

　무엇이든 꾸준히 하면 변화합니다. 타고나길 유연한 사람도 있고, 뻣뻣한 사람도 있어 사람마다 다리찢기를 완성하는 데 걸리는 시간은 다 다릅니다. 하지만 이 책을 통해 꾸준히 도전한다면 몸이 부드럽게 움직인다는 느낌을 느끼게 되고 나아가 꿈꾸던 일자 다리찢기를 이룰 수 있을 것이라 믿습니다.

　스트레칭으로 다리찢기를 덜 아프게, 덜 힘들게, 더 안전하게 이룰 수 있도록 도와드리겠습니다.

　여러분의 도전을 응원합니다.

스트레칭 조이

김성중 · 백민지

인플루언서 **양지혜(양쥐언니)**

몸의 순환과 더 예쁜 라인을 위해서 스트레칭을 하기 시작했습니다. 스트레칭을 하면서 제 자신의 몸에 대해 더 많이 알게 되었습니다. 또 스트레칭이 독소를 배출해주고 하루의 피로를 푸는 데도 많은 도움을 준다는 것을 알게 되었답니다. 단순히 준비운동 그 이상의 스트레칭을 만나보세요.

아나운서 **유수재**

직업 특성상 반듯하게 서거나 앉는 자세가 매우 중요한데 제 모습을 보면 늘 조금씩 굽어 있었습니다. 자세를 바르게 만들고 싶어 스트레칭을 시작하게 되었고 변하는 제 모습을 보며 더욱 스트레칭에 관심을 가지게 됐습니다. 지금은 다리찢기라는 목표를 가지고 매일매일 꾸준히 노력하는 중입니다. 여러분도 시작해보세요! 소중한 여러분의 몸이 달라지는 것을 느끼게 될 것입니다.

두산 베어스 **백동훈**

저는 몸이 너무 뻣뻣해 운동을 하다 다치는 것을 막기 위해 스트레칭을 시작했습니다. 처음에는 마음처럼 늘어나지 않아 많이 창피하고 '아 내가 이렇게 뻣뻣하구나.' 하고 반성하는 시간을 보냈습니다. 하지만 꾸준히 스트레칭을 하자 조금씩 늘어나는 모습이 신기하고 몸이 가벼워지는 것을 느껴 기분이 정말 좋았습니다. 건강을 위해 스트레칭을 해보는 것은 어떨까요? 저처럼 몸이 뻣뻣하신 분들에게 스트레칭을 강력 추천합니다!

쇼핑호스트 **장원**

항상 도전과 실패를 반복하지만 꾸준히 해야 하는 것이 건강관리라고 생각합니다. 건강관리는 무거운 것을 들고, 오랫동안 뛰거나 또는 식단조절을 하는 등 큰 노력을 해야만 원하는 결과를 얻을 수 있습니다. 저도 스트레칭을 만나기 전에 겪었던 일이었습니다. 하지만 다리찢기 스트레칭을 시작하고 매일 작은 실천으로 건강이라는 큰 결과를 만들 수 있게 되었습니다. 스트레칭이 많은 사람들에게 건강으로 가는 길을 더 활짝 열어줄 것이라 생각합니다. 여러분의 삶에 건강의 씨앗을 심을 기회! 꼭 함께 해보시길~

키움 히어로즈 **이영준**

야구를 잘 하기 위해 근력 운동에 초점을 맞추어 훈련을 계속해왔습니다. 하지만 잘못된 자세로 운동을 하여 거북목이 생기고 등이 많이 굽었으며 공을 던질 때 하체가 부드럽지 못한 것에 항상 불편함을 느끼고 있었습니다. 때마침 스트레칭을 접하게 되었고 놀랍게도 정말 많은 부분이 좋아졌습니다. 예전에는 스트레칭이 아침에 일어나서 하는 기지개 정도라고 생각했지만 제가 경험한 스트레칭은 모두에게 꼭 필요한 운동이라고 생각합니다. 운동선수로써 스트레칭을 중요하게 생각하지 못한 부분이 항상 부끄럽지만 지금부터라도 라운드에서 좋은 결과로 보답하여 여러분들께 스트레칭이 중요한 부분이라는 것을 꼭 증명하고 싶습니다.

INTRO
다리찢기에 대해 알아보자

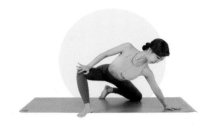

PART 01 <small>초급</small>
뻣뻣해도 도전하는 다리찢기

PART 02 > 중급 >
유연성을 더 높이는 다리찢기

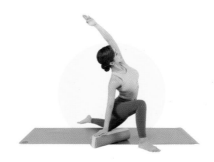

PART 03 > 고급
완벽하게 일자로 다리찢기

이 책을 보는 방법

이 책에는 세 파트로 나누어 운동을 담았습니다. 각 파트는 세 개의 스텝으로 되어 있어 하루에 하나의 스텝, 다섯 가지 동작으로 20분 동안 운동할 수 있습니다. 자신의 몸 상태에 맞추어 스트레칭을 해주면 됩니다. 다리찢기를 완성하는데 걸리는 시간은 사람마다 다릅니다. 바로 결과가 나타나지 않더라도 목표를 넓게 설정하고 꾸준히 하는 것이 가장 중요합니다. 무리한 4주보다 효과적인 12주가 다리찢기 스트레칭의 진정한 의미를 느낄 수 있습니다.

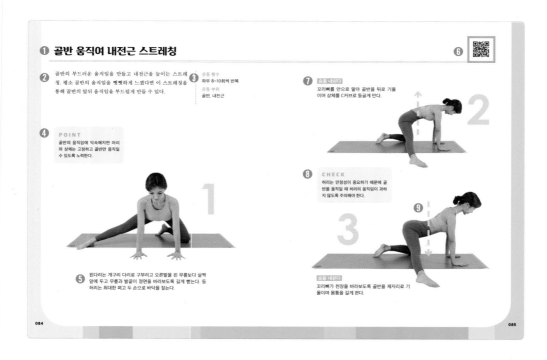

❶ 골반 움직여 내전근 스트레칭

❷ 골반의 부드러운 움직임을 만들고 내전근을 늘이는 스트레칭. 평소 골반의 움직임을 뻣뻣하게 느꼈다면 이 스트레칭을 통해 골반의 앞뒤 움직임을 부드럽게 만들 수 있다.

❸ 운동 횟수
좌우 8~10회씩 반복
운동 부위
골반, 내전근

❻

❹ POINT
골반의 움직임에 익숙해지면 머리와 상체는 고정하고 골반만 움직일 수 있도록 노력한다.

1

❺ 왼다리는 개구리 다리로 구부리고 오른발을 왼 무릎보다 살짝 앞에 두고 무릎과 발끝이 정면을 바라보도록 길게 뻗는다. 등 허리는 최대한 펴고 두 손으로 바닥을 짚는다.

❼ 승골 세운다
꼬리뼈를 안으로 말아 골반을 뒤로 기울이며 상체를 C커브로 둥글게 만다.

2

❽ CHECK
허리의 안정성이 중요하기 때문에 골반을 움직일 때 허리의 움직임이 과하지 않도록 주의해야 한다.

3

❾

승골 내린다
꼬리뼈가 천장을 바라보도록 골반을 제자리로 기울이며 몸통을 길게 편다.

❶ 스트레칭 이름

이번에 할 스트레칭의 이름을 알려줍니다.

❷ 스트레칭 설명

지금하고 있는 스트레칭이 어떤 효과가 있는지 설명해줍니다.

❸ 횟수와 부위

이 운동에 필요한 운동 횟수와 자극을 느끼는 부위를 알려줍니다.
적힌 횟수는 자극을 주는 최소 운동 횟수입니다. 같은 동작을 반복
하여 운동 효과를 높일 수 있습니다.

❹ POINT

동작을 할 때 알아두면 좋은 점을 자세하게 설명해줍니다.

❺ 동작 설명

호흡법, 자세 등의 설명을 앞에서 코치 받는 것처럼 친절하게 설명
해줍니다.

❻ CHECK

동작을 할 때 주의해야 하는 점을 담았습니다.

❼ QR 코드

스트레칭 조이가 직접 설명해주는 운동 영상을 담았습니다.

❽ 호흡

스트레칭에서 중요한 것이 호흡입니다. 동작과 동작 사이에 숨을
들이쉬고 동작을 하면서 숨을 내쉬어야 합니다.

❾ 화살표

몸이 움직여야 하는 방향을 알려줍니다.

다리찢기 스트레칭 하는 방법

❶ 스트레칭을 시작하는 첫 날

상체 유연성 테스트와 하체 유연성 테스트를 해봅니다. 테스트를 하면서 자신의 모습을 사진으로 남기거나 거울로 확인해 내가 가진 유연성을 파악하고 스트레칭을 시작하는 것이 가장 중요합니다.

❷ PART 01부터 차근차근 단계를 거쳐 스트레칭

자신의 유연성을 파악한 다음 각 파트의 세 가지 스텝을 4주간 진행합니다. 4주차의 마지막 날 유연성 테스트를 다시 합니다. 그리고 자신의 모습을 사진이나 거울로 보며 초급에서 중급, 중급에서 고급으로 넘어갈 만큼 유연성이 좋아졌는지 확인해 봅니다. 유연성이 좋아졌다면 PART 02로 넘어가고 좋아지지 않았다면 PART 01을 4주간 더 따라 해 줍니다.

❸ 유연성이 아주 좋은 사람의 스트레칭

상체와 하체의 움직임이 부드러운 고급 단계의 사람이라도 PART 01부터 4주씩 순차적으로 진행하면 근육에 무리없이 진행할 수 있습니다.

❹ 나만의 루틴 만들기

각 파트는 세 가지 스텝으로 구성되어 있습니다. 일주일에 스텝을 두 번 반복하고 하루는 휴식을 취합니다.

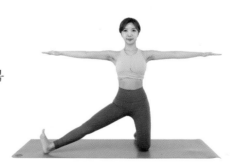

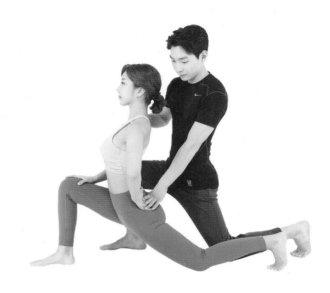

* 루틴 만들기 예시

구분	월요일	화요일	수요일	목요일	금요일	토요일	일요일
1주차	STEP 01	STEP 02	STEP 03	휴식	STEP 01	STEP 02	STEP 03
2주차							
3주차							
4주차							

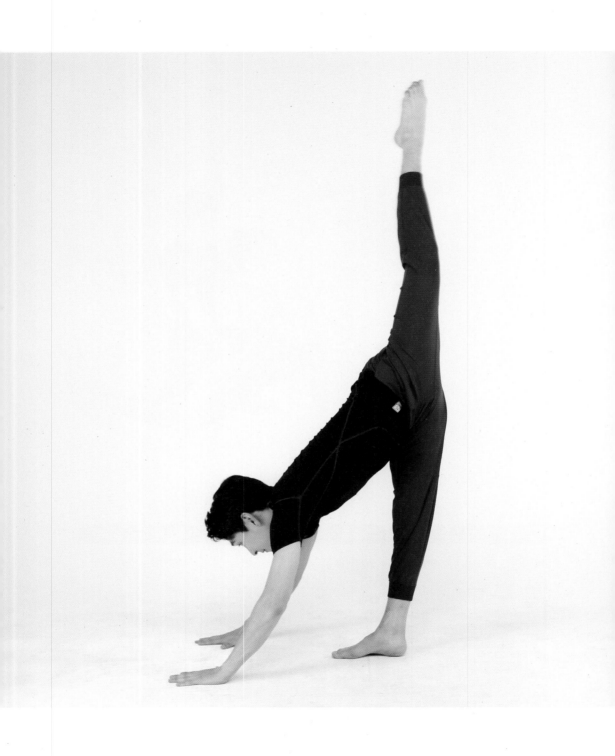

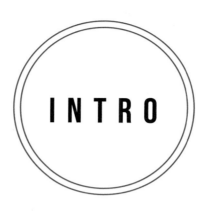

다리찢기에 대해 알아보자

다리찢기는 다리가 일자가 되도록 만드는 스트레칭이다. 나쁜 자세와 잘못된 생활습관으로 근육이 딱딱하게 굳은 현대인들에게 다리를 일자로 찢는 것은 무척이나 어려운 일이다. 하지만 자세를 바로 잡고 굳은 근육을 풀고 늘여가면서 도전하면 누구나 다리찢기를 할 수 있다. 스트레칭을 시작하기 전에 다리찢기에 대해 한 번 알아보자.

스트레칭을 하면 정말 유연해지나

: 스트레칭은 꾸준히 해야 한다

스트레칭을 하면 뻣뻣하게 굳어있는 관절과 짧아져있는 근육이 부드러워져 근육의 길이가 늘어나 가동범위가 넓어진다. 근육은 서로 당기는 힘으로 지지하고 있는 체인과 비슷하다. 체인 고리를 하나씩 채워 늘이면 체인이 길어지는 것처럼 스트레칭을 하면 근육의 길이가 늘어나면서 유연성이 증가하게 된다. 하지만 근육은 탄성을 가지고 있고 원래대로 돌아가려는 성질이 있기 때문에 유연해지고 싶다면 스트레칭을 '꾸준히' 해야 한다.

우리 몸에는 근방추가 있다. 근방추는 근육이 과도하게 늘어나 근육이 손상되는 것을 방지한다. 반대로 근 수축이 과도하게 일어나 근 이완이 필요해지면 무리한 수축을 막아내는 역할을 한다. 스트레칭을 하면 근육은 수축과 이완을 반복한다. 그래서 스트레칭으로도 충분한 운동 효과를 얻을 수 있다.

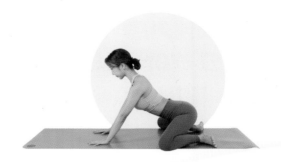

: 스트레칭은 정확하게 해야 한다

유연하면 좋을 것이라 생각하지만 유연하기만 하면 관절이 불안정해질 수 있다. 잘못된 동작으로 스트레칭을 하면, 늘이고자 하는 부위가 아니라 늘어나 있는 근육들이 오히려 더 늘어나 주변 인대나 힘줄에 상처가 나고 부상으로 이어질 수 있다. 항상 '정확한 동작'으로 스트레칭 해야 한다.

우리 몸은 사용하지 않으면 수축하는 힘이 계속 강해져 이완하는 힘을 잊어버린다. 그래서 스트레칭을 할 때 통증이 있거나 혹은 스트레칭 한 다음날 통증을 느낄 수도 있다. 이는 문제가 있는 것이 아니라 운동을 할 때 느끼는 근육통과 동일한 현상이다. 스트레칭을 하면 근육이 자극을 받는데 그 과정에서 이완과 수축이 동반이 되기 때문이다. 무리하지 않고 정확한 동작으로 범위를 서서히 늘여가며 스트레칭을 해주면 유연성은 향상되고 관절은 안정화된다.

다리찢기를
왜 해야
할까

: 자세가 좋아진다

우리 몸의 뼈와 관절은 근육의 수축과 이완에 의해 움직인다. 잘못된 습관으로 틀어진 자세는 근육의 불균형을 만들고, 근육의 불균형은 자세를 더 틀어지게 만들어 통증이 나타나는 악순환이 반복된다.

다리찢기 스트레칭은 척추와 골반의 바른 정렬을 기본으로 한다. 만약 골반이 앞으로 많이 기울어졌다면 무게중심이 앞으로 쏠려 배꼽(복부)이 바닥에 먼저 닿아 제대로 된 다리찢기 자세가 나오지 않는다. 또 골반이 뒤로 기울어져 있다면 엉덩이 근육, 햄스트링, 종아리까지 근육이 굉장히 짧아져 있기 때문에 어떤 동작을 하더라도 제대로 된 정렬을 맞추기가 힘들고 정확한 부위를 스트레칭 하기가 어려워진다.

다리찢기 스트레칭은 과하게 수축되어 짧아진 근육을 풀고 늘여주며 반대로 느슨하게 늘어진 근육은 힘을 주어 버티는 동작으로 강화해 근육의 불균형을 해소해 나갈 수 있다. 시간을 들여 스트레칭을 하면서 몸의 균형을 제대로 잡아주면 된다. 균형 잡힌 근육은 곧 척추와 골반의 바른 정렬을 만들고, 바른 자세를 만들 수 있다.

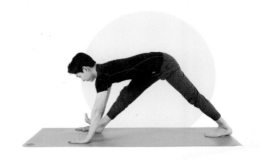

: 통증을 완화한다

우리의 몸을 '나무'라고 생각해보자. 나무는 '뿌리—줄기—가지'로 되어 있는데 뿌리는 골반, 기둥은 척추, 가지는 목이다. 척추는 정말 중요하지만, 상체와 하체를 이어주는 몸의 중심은 골반이다. 나무의 뿌리가 무너지면 줄기와 가지가 곧게 자랄 수 없는 것처럼 우리 몸의 뿌리에 해당하는 골반이 굉장히 중요하다. 몸의 중심인 골반이 안정적이지 않으면 허리와 고관절에도 영향을 주고 결국 통증으로 이어진다.

스스로 움직임을 만들어내기 어려운 골반을 가진 사람들은 곧 내 몸의 뿌리를 다스리기 힘든 것과 같다. 다리찢기 스트레칭은 굳어있는 골반 주변 근육을 풀어주어 굳어있는 골반을 좀 더 부드럽게 움직일 수 있도록 도와준다. 다리찢기 스트레칭을 통해 스스로 움직임을 조절할 수 있는 부드러운 골반을 만들어, 강화가 필요한 부위의 운동과 이완이 필요한 부위의 스트레칭을 정확한 동작으로 해낼 수 있다. 골반 주변에 있는 근육의 밸런스가 점점 조화로워지면서 불균형에서 오는 통증에서 벗어날 수 있다.

: 피부가 맑아지고 다이어트 효과를 느낄 수 있다

골반 주변의 근육이 뻣뻣해져 산소공급이 원활하지 않으면 세포조직은 저산소 상태가 된다. 저산소 상태가 계속되면 체온이 낮아지고 세포 내에 나트륨과 이온이 축적된다. 또 부종이 발생하며 당연하게 몸의 노폐물이 외부로 잘 배출되지 않는다.

다리찢기는 골반 근육을 자극해 확장시키고 산소공급을 원활하게 만들어 혈류량을 증가시켜 혈액순환이 잘 이루어지도록 도와준다. 스트레칭은 우리 몸에 쌓인 노폐물이 잘 배출되도록 도와주어 피부가 좋아지고 다이어트에도 효과가 있다.

다이어트를 할 때 식단관리와 운동을 병행하면서 다리찢기 스트레칭을 해주면 시너지 효과를 낼 수 있다. 스트레칭을 하면 근육이 이완과 수축을 반복해 우리 몸이 많은 에너지를 소비하도록 도와준다. 또 굳어있는 근육을 풀어주고 길게 늘여주면서 몸의 라인이 균형감 있게 탄탄해지고 더 길어 보이게 된다. 스트레칭이 도움을 주는 것은 맞지만 효과적인 다이어트를 위해 식단과 유산소 운동을 병행해야 하는 것을 잊지 말자.

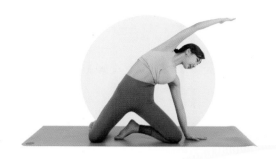

: 진통제 없이 월경기간을 보낼 수 있다

월경기간에 느끼는 통증은 특정한 질병으로 인한 것이 아니라면 스트레칭으로 충분히 완화할 수 있다. 일상에서의 피로감, 골반의 불균형으로 인한 골반 주변 근육의 긴장, 체내 순환이 원활히 이루어지지 않는 등의 이유로 월경통이 생길 수 있다.

월경통으로 몸이 불편하거나 붓기로 인해 몸이 무거워 움직이기 어렵더라도 강도가 높지 않은 다리찢기 스트레칭으로 골반 주변에 긴장되어 있는 근육을 가볍게 풀어주는 것이 좋다. 월경통이 완화되고, 체온을 높여 혈액순환이 원활히 이루어지면서 불필요한 노폐물을 배출해 부종을 감소시킬 수 있다.

다리찢기는 누가 해야 할까

: 목표가 있는 사람

다리찢기는 분명한 목표를 가지고 있어야 해낼 수 있다. 굳은 몸을 늘일 때 동반하는 아픔을 참고 이루겠다는 목표를 가지고 반드시 다리찢기를 해내고자 하는 사람이 하는 것이 좋다.

또 운동을 직업으로 가지고 있거나 꾸준히 하는 사람들은 다리찢기 스트레칭으로 유연성을 기르면 좋다. 태권도, 무용, 폴댄스, 요가, 필라테스, 헬스 등 유연성과 가동성이 요구되는 스포츠를 하는 사람들은 다리찢기 스트레칭을 하면 부상을 당할 위험이 줄어든다.

'운동을 하다보면 다칠 수도 있지'라는 생각은 위험하다. 운동하다 다치는 이유는 다양하지만, 움직임에 따라 필요한 관절 가동성과 유연성이 있는데 그 범위를 스스로 알지 못하고 그 범위를 넘어 움직였을 가능성이 크기 때문이다. 부상 위험에서 벗어나고 유연성을 높여 더 건강한 생활을 할 수 있다.

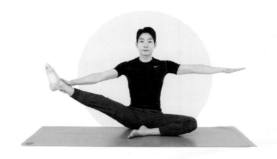

: 혼자 운동하는 사람

스쿼트, 런지, 플랭크는 맨몸운동으로 집에서 쉽게 할 수 있다는 장점이 있다. 하지만 관절의 가동성과 유연성이 뒷받침되지 않으면 오히려 건강을 해치게 만든다.

잘못된 자세로 스쿼트나 런지를 하면 버티는 무릎 관절 주변의 힘줄과 인대에 손상이 간다. 앉았다 일어날 때 자극을 받는 햄스트링, 둔근, 내전근을 다리찢기 스트레칭으로 충분히 풀어주면 무릎이 받는 부담이 줄어든다.

코어를 강화하는 플랭크를 잘못하면 손목 관절이나 어깨 관절에 무리가 간다. 또 허리와 골반이 제대로 된 위치를 잡지 못한 상태에서 엉덩이가 들리면 오히려 디스크에 스트레스를 준다. 반대로 배가 아래로 내려오면 척추기립근이 과도하게 활성화되면서 통증을 유발할 수 있다. 다리찢기 스트레칭은 코어를 강화시켜 플랭크 등의 동작을 할 때 제대로 된 효과를 느낄 수 있도록 도와준다.

모든 운동을 할 때 가장 중요한 것은 자신에게 맞는 범위 내에서 천천히 정확한 동작으로 따라하는 것이다.

다리찢기를 어떻게 하면 좋을까

: 다리찢기에는 순서가 있다

다리찢기 스트레칭에는 순서와 단계가 있다. 무턱대고 다리를 찢는 것은 너무나 위험하다. 근육은 다양한 신경들로 싸여 있는데 근육과 신경의 유착된 상태에서 심하게 근육을 늘이면 통증을 느끼거나 부상을 입을 수도 있다.

그렇다면 어떤 순서로 다리찢기 스트레칭을 해야 할까? 다리찢기를 하기 전에는 몸에 열을 낸다. 그리고 소도구를 사용해 근육을 감싼 근막을 이완시키고 큰 근육에서 작은 근육으로 스트레칭 한다.

근막이완 → 큰 근육 → 작은 근육 순으로 스트레칭을 해주면 관절과 이어진 힘줄과 인대의 부담을 줄일 수 있다.

스트레칭은 더하기에서 시작해 빼기, 곱하기, 나누기를 배우는 것처럼 차근차근 나아가야 한다. 단계를 건너뛰고 무리하게 운동을 하면 근육이 부담을 느끼고 다칠 위험도 커진다. 조급해하지 말고 단계를 밟아나가듯이 내 몸의 상태를 파악하면서 하는 것이 중요하다.

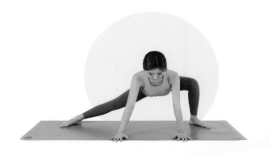

: 다리찢기는 아침보다 저녁에 하는 것이 좋다

같은 운동이라도 시간대에 따라 운동 효과가 다를 수 있다. 목적과 체질에 따라 운동하는 시간대를 설정하는 것이 좋은데, 다리찢기 스트레칭은 아침보다 저녁에 하는 게 좋다. 기상 직후에는 하루 종일 활동한 저녁보다 관절이 부드럽지 못하고 근육의 활성도가 낮아져 있어 몸을 늘이는 동작을 하다 부상을 입을 수 있기 때문이다.

아침과 저녁의 유연성 차이는 크지 않지만 근육이 자는 동안 굳어 있었기 때문에 저녁에 하는 것이 낫다. 하지만 아침에 하고 싶다면 몸에 충분한 열을 내 근육을 풀어주면 다치지 않고 스트레칭을 할 수 있다.

: 다리찢기는 운동한 후에 하는 것이 효과적이다

운동을 한 뒤에는 우리 몸에 젖산이라는 피로물질이 생긴다. 젖산은 강한 산성을 가지고 있어 조직세포와 혈액을 산성화시키고 몸이 피로를 느끼게 한다. 또 운동 후에는 근육이 자극을 받아 수축하는 힘이 훨씬 강해진다.

이 때 다리찢기 스트레칭을 할 때는 호흡을 계속한다. 숨을 들이쉴 때 근육에 산소가 공급되어 단단하게 수축해있던 근육을 더 효과적으로 이완시킬 수 있다. 그러면 젖산이 많이 쌓이지 않아 몸이 느끼는 피로도 적어지고 회복도 빨라진다.

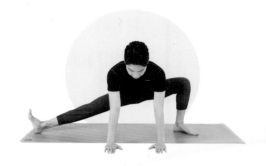

: 다리찢기 할 때 주의해야 한다

다리찢기 스트레칭을 할 때 가장 주의해야 할 부분은 부상이다. 우선 현재 내 몸 상태나 체형이 어떤지 잘 파악해야 한다. 어떤 근육이 짧아졌는지 또는 늘어났는지, 다리찢기가 잘 되지 않는 이유는 무엇인지 등 내가 가진 유연성과 가동범위가 어느 정도인지 잘 알고 있어야 무리하지 않을 수 있고, 다치지 않고 꾸준히 할 수 있다.

동작을 하기 전에 몸이 틀어져 있지 않은지 체크해야 하고 동작을 하는 중간 중간에도 몸이 틀어지지 않았는지 체크해야 한다. 잘못된 자세로 동작을 백 번 하는 것보다 정확한 자세로 열 번 하는 것이 유연성을 늘이는 데 있어 훨씬 도움이 될 뿐만 아니라 다칠 위험도 줄어든다.

그 다음으로는 근육을 늘이는 강도가 갑자기 강해지지 않도록 반동을 쓰지 않아야 한다. 근육이 늘어날 준비가 되지 않았는데 늘이는 강도가 갑자기 강해지면 근육이 늘어나는 게 아니라 오히려 더 강하게 수축한다. 또 인대나 관절까지 다칠 수 있어 모든 동작은 천천히 늘이며 조금씩 반복하는 것이 좋다.

다리찢기는 성별과 관계가 있을까

: 동작을 할 때 계속해서 호흡하기

남성은 몸을 컨트롤 할 수 있는 힘을 가지고 있고, 근육량이 많아 근육이 끊어지지 않게 잡아주는 장력이 좋다. 그래서 근육을 과하게 늘여도 근육이 버틸 수 있다. 하지만 장력은 근육이 더 이상 늘어나지 않도록 잡아주는 역할을 하기 때문에 다리찢기를 하기 위해서는 장력의 힘을 풀어야 할 필요가 있다.

이 때 중요한 것은 호흡이다. 호흡을 내쉬면 몸이 편안해지면서 근육에 힘이 풀린다. 근육의 힘을 풀 수 있도록 호흡에 신경쓰며 스트레칭을 하는 것이 좋다. 하지만 남성은 여성보다 유연성이 떨어지기 때문에 기간을 길게 잡고 천천히 유연성을 높여 가야 한다.

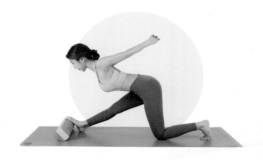

: 버티는 힘을 위해 제자리에서 한 발 들기

여성은 남성보다 근육량이 부족하고 몸을 컨트롤 할 힘이 부족하다. 다리 찢기 스트레칭을 할 때는 유연성과 근력이 함께 필요하다. 근육을 늘일 때 느껴지는 통증을 참기 위해서 몸을 비틀거나 굽히면 힘이 분산되어 버티는 힘이 약해진다. 그래서 코어와 관절의 힘을 키우며 유연성을 높여주면 좋다.

제자리에서 한 발을 들고 버티는 훈련을 하면 몸의 밸런스를 잡을 수 있고 코어와 관절에 힘이 생겨 더 안정적으로 다리찢기를 할 수 있게 된다.

다리찢기에 쓰이는 근육

다리찢기를 성공하기 위해 단련해야 하는 상체와 하체의 근육을 알아보자.

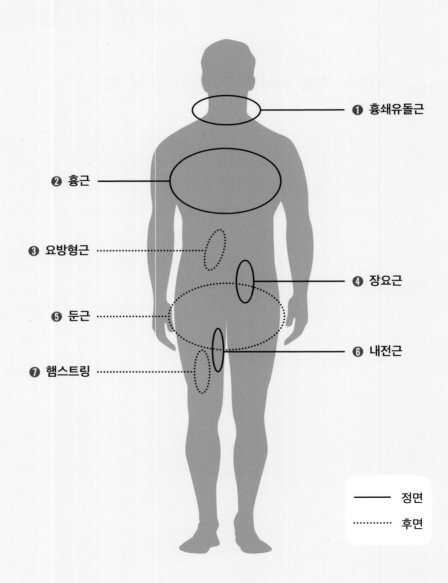

❶ 흉쇄유돌근

❷ 흉근

❸ 요방형근

❹ 장요근

❺ 둔근

❻ 내전근

❼ 햄스트링

——	정면
··········	후면

❶ 흉쇄유돌근

목도리 형태로 목을 감싸 앞뒤 좌우로 받쳐주는 중요한 근육이다. 이 근육이 수축되면 거북목이 되기 쉽고 눈의 피로, 두통과 어깨 통증 등을 느낄 수 있다.

❷ 흉근

대흉근과 소흉근으로 나뉘며 심장 등 신체의 내부 조직을 보호한다. 평소에 의자에 오래 앉아 있는 사람은 이 근육이 수축되어 굽은 등과 말린 어깨가 되기도 한다.

❸ 요방형근

골반과 연결된 요방형근은 잘못된 자세와 습관으로 짧아지기 쉽다. 한 쪽이 많이 짧아지면 골반의 좌우 밸런스가 무너지고 골반의 불균형을 만든다.

❹ 장요근

상체와 하체를 연결하는 장요근은 다리를 들어 올리고 허리를 구부리거나 펼 수 있게 한다. 장요근이 짧아지면 요통이나 디스크 등이 나타날 수 있다.

❺ 둔근

대둔근, 중둔근, 소둔근으로 나뉘어 골반에 넓게 붙어있다. 골반을 중립상태로 유지하며 안정화 시켜주는 근육으로 둔근이 건강해야 바른 걸음걸이와 자세를 유지할 수 있다.

❻ 내전근

허벅지 안쪽에 붙어있는 내전근은 골반과 다리를 이어주는 고관절의 안쪽에 있다. 다리를 꼬는 습관이 있어 수축이 심할 경우 허리와 골반의 통증을 유발한다.

❼ 햄스트링

허벅지 뒤쪽에 있는 햄스트링은 하체의 움직임을 통제하며 이 근육이 짧아지면 요통을 일으킨다. 햄스트링의 이완과 수축이 잘 되면 걷기부터 달라지는 것을 느낄 수 있다.

바른 자세 셀프 테스트

바른 자세 셀프 테스트를 통해 자신의 현재 자세를 확인해보자.

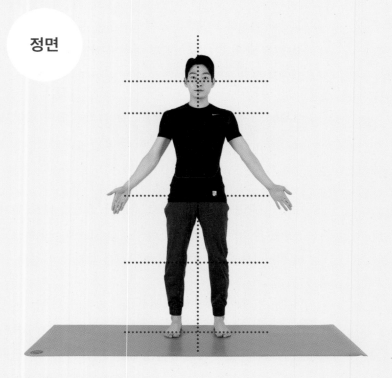

정면

1. 정면에서 사진을 찍는다.

2. 사진으로 보았을 때 이마, 콧등, 인중, 앞니, 명치, 배꼽과 다리 사이를 가로지르는 선을 세로로 하나 그려준다.

3. 그다음 오른쪽 귀와 왼쪽 귀의 끝을 잇는 가로 선을 그려준다. 어깨 끝, 골반 끝, 양 무릎, 양발을 잇는 선을 가로로 긋는다.

편하게 서 있는 모습을 정면과 측면에서 촬영해보면 우리의 몸이 바른지 혹은 한 쪽으로 기울어져 있는지 확인할 수 있다. 이 때 선을 정확하게 그리는 것이 중요하다. 그린 선을 보며 우리 몸의 좌우 밸런스가 맞는지, 앞이나 뒤로 치우쳐져 있지 않은지를 먼저 확인해보자. 하지만 어느 한 쪽으로 기울어져 있더라도 꾸준히 다리찢기 스트레칭을 하면 몸의 밸런스를 맞출 수 있게 된다.

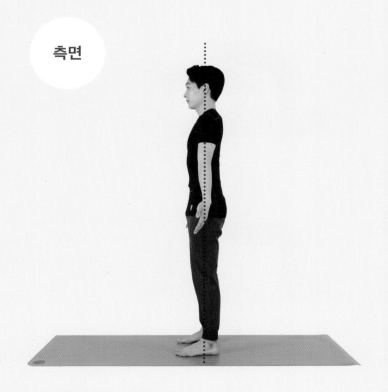

측면

❶ 옆으로 서서 사진을 찍는다.
❷ 사진으로 보았을 때 귓볼, 어깨, 골반, 무릎, 복숭아뼈를 지나는 일직선
  을 그어준다.

상체 유연성 테스트

폼롤러 또는 벽에 손을 대고 유연성을 테스트해보자. 무릎과 골반은 수직이 되도록 만들어 움직이지 말고 허리는 펴면서 가슴을 바닥으로 붙인다는 생각으로 상체를 내린다.

초급

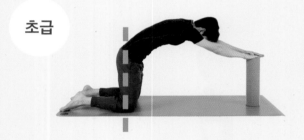

등과 어깨가 말려있는 사람은 가슴이 바닥이 아닌 사선을 향한다. 등이 둥그렇게 말려 있을 수 있다.

중급

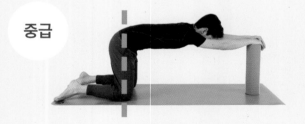

가슴은 바닥을 보는 쪽으로 내려가지만 허리의 굴곡 없이 일자 허리처럼 보인다.

고급

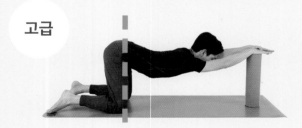

허리의 오목하게 들어간 부분이 보이고 상체를 내릴 때 가슴과 시선은 바닥을 향한다.

하체 유연성 테스트

엉덩이를 벽에 붙인 상태에서 다리를 양쪽으로 밀어 다리찢기 동작을 해본다.
이때 다리찢기의 각도가 아닌 골반의 기울기를 체크해보자.

초급

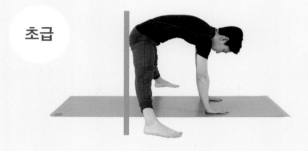

골반이 앞을 향하고 있으며 허리가 펴지지 않는다.

중급

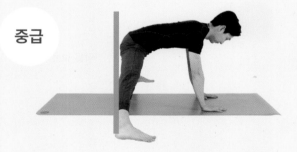

골반을 쉽게 움직일 수 없고 허리는 일자로 평평하게 만들 수 있다.

고급

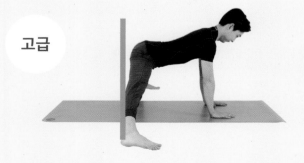

골반을 말거나 풀어주는 움직임을 쉽게 할 수 있고 허리에 곡선이 생긴다.

다리찢기 호흡

스트레칭에서는 호흡을 빼놓을 수 없다. 호흡을 하면 근육에 산소가 공급되고, 늘이고자 하는 부위가 더 잘 늘어나도록 도와준다. 그래서 스트레칭을 할 때 통증이 느껴지더라도 계속 호흡을 유지해야 한다. 특히 근육을 늘일 때 숨을 내쉬는 것이 중요하다.

> **POINT**
> 천천히 길게 호흡하면서 숨을 내쉴 때 척추 마디마디의 공간을 넓힌다는 느낌으로 몸을 길게 늘이며 호흡한다.

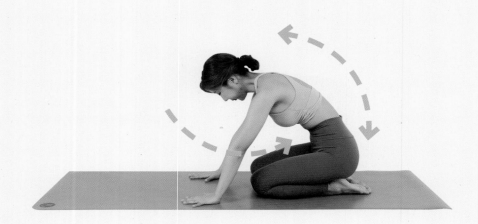

① 다리는 골반 넓이보다 약간 더 넓게 벌려 앉고 양팔은 어깨 넓이로 벌려 바닥을 짚는다.
② 숨을 들이마신다
꼬리뼈부터 골반, 허리, 등, 목의 순서로 몸을 둥글게 말아준다.

: 운동할 때 호흡

　운동할 때는 동작 사이사이에 숨을 들이쉬고 내쉬면서 동작을 해준다. 근육에 산소를 공급해주는 호흡을 꼭 신경쓰자.

CHECK
허리를 과하게 꺾지 않도록 한다.

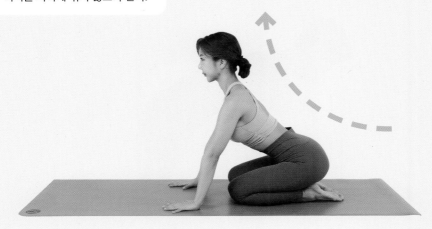

❸ 숨을 내쉰다
시선은 정면을 향하고 등, 허리, 골반, 꼬리뼈가 천장을 바라보게 펴준다.

다리찢기 완성 프로젝트

다리찢기 스트레칭을 할 때 근육을 천천히 늘이는데 목표를 두어야 한다. 이 동작을 매일 스트레칭이 끝날 때마다 하면서 얼마나 동작이 편해졌는지 체크해보자.

POINT
발을 몸 쪽으로 당긴 상태에서 몸을 앞뒤로
움직일 때는 자연스럽게 힘을 푼다.

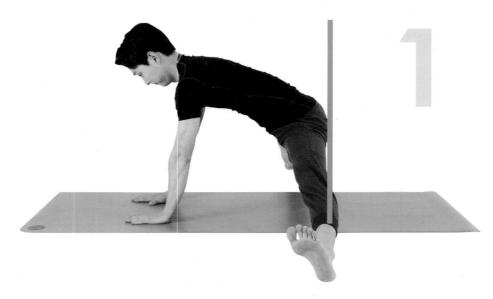

엉덩이를 벽에 대고 양쪽 다리를 벌린 상태에서 발을 몸 쪽으로 당긴다.

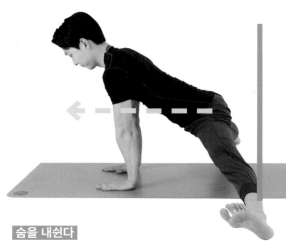

2

숨을 내쉰다

상체를 앞으로 밀며 허리부터 골반이 펴
지도록 만들어준다.

CHECK

상체가 앞으로 나갈 때 어깨와 팔목이 수
직이 되도록 해준다. 몸이 과하게 앞으로
나가면 팔목 관절에 통증이 나타난다.

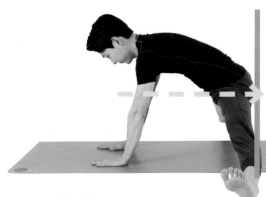

3

숨을 들이마신다

허리와 골반을 말아 천천히 돌아온다.

근막이완
스트레칭이
왜 필요할까

: 근막은 무엇일까

근막은 근육 겉면을 싸고 있는 막으로 근육을 지지하고 우리 몸을 보호하는 능력을 가지고 있다. 마치 뼈처럼 몸을 보호하는 역할을 하는 근막은 근육과 마찬가지로 한 부분에 문제가 생기면 그 부분에만 영향을 끼치는 것이 아니라 다른 부위에도 영향을 준다.

장시간 같은 자세를 유지해 근육이 뻣뻣하게 긴장되어 있거나 과하게 사용하면 근막에 손상이 생기고 굳게 된다. 그러면 근육 주변의 혈액순환이 더디게 되어 근육세포의 기능이 저하되고 손상이 생겨 통증을 유발하고, 근육이 원래 가진 힘을 제대로 발휘하지 못하게 된다.

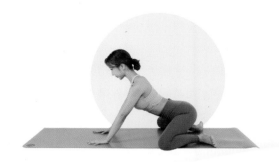

: 근막이완 스트레칭을 해야 한다

근막이완 스트레칭으로 통증이 있는 부위, 굳어있는 근막과 그 주변을 부드럽게 풀어주면 함께 굳어있던 근육의 긴장이 완화되어 원래의 가동성을 찾을 수 있게 된다. 그 이후에 다리찢기 스트레칭을 통해 유연성과 가동성을 조금 더 늘여나가는 것이 좋다. 근막만 잘 풀어줘도 다리찢기의 각도가 달라지기 때문에 다리찢기를 하기 전에 소도구(폼롤러, 마사지볼 등)를 사용해서 부드럽고 천천히 근막을 풀어주고 운동을 시작하는 것이 좋다.

하지만 굳어있어 통증을 느끼던 부위를 아픔을 느낄 정도로 강하게 자극하면 오히려 피부조직에 손상이 가거나 근육이 수축하는 역효과가 날 수 있으니 스스로 컨디션에 맞게 강도와 횟수를 조절하여 부드럽고 약하게 자극을 주는 것이 바람직하다.

말린 어깨 펴기

허리를 편 상태로 골반을 움직일 수 있어야 다리찢기를 할
수 있다. 허리를 펴기 위해 앞으로 굽어있는 등과 가슴을 펴
는 스트레칭이다.

운동 횟수
좌우 15회씩 3세트

운동 부위
림프 근막이완,
가슴 뒤쪽

POINT
동작을 하는 내내 날개 뼈를 조이
는 느낌으로 힘을 준다.

1

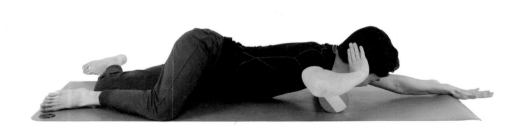

왼쪽 손바닥으로 바닥을 누르고 겨드랑이 중앙에 폼롤러를 놓는다. 오
른손으로 머리를 감싸주고 양쪽 날개 뼈가 모이도록 힘을 준다.

폼롤러를 누르는 팔의 팔꿈치가 바닥에 닿지 않게 한다. 하늘을 바라볼 때 과도하게 허리를 비틀면 근육의 꼬임이 생길 수 있으니 할 수 있는 만큼만 비튼다.

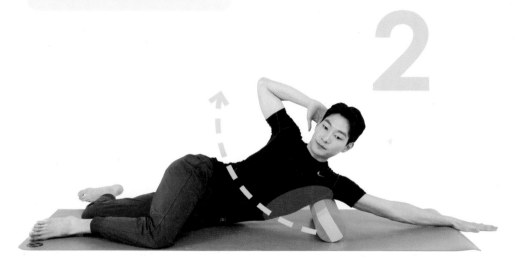

2

숨을 내쉰다

허리를 비틀어 하늘을 바라보며 올라온다. 반대쪽도 동일하게 반복한다.

굽은 등 펴기

다리찢기를 하기 위해서는 골반의 움직임이 중요하다. 틀어진 골반을 회복하기 위해서 굽은 등을 펴는 스트레칭을 해보자.

운동 횟수
좌우 10회씩 3세트
운동 부위
가슴, 코어 강화

POINT
날개 뼈를 모으고 양 팔꿈치는 뒤로 활짝 펼쳐 힘을 준다.

1

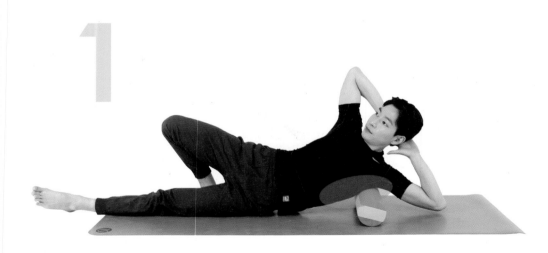

왼쪽 겨드랑이 중앙에 폼롤러를 대고 양손으로 머리를 감싼다. 오른다리는 접어 발바닥을 바닥에 댄다.

CHECK
어깨 관절에 폼롤러를 대고 동작
을 할 경우 관절 손상이 생길 수
있다.

2

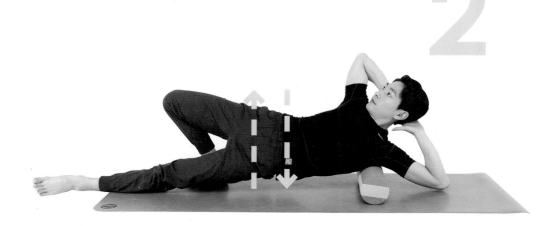

숨을 내쉰다
오른다리로 바닥을 누르며 엉덩이를 들어 올리고 내린다.
숨을 들이마신다
동작을 반복한다.

가슴 활짝 펴기

호흡할 때 근육이 늘어난다. 호흡하면서 굽은 등과 가슴을 펴는 스트레칭으로 복부를 강화시켜 버티는 힘도 기를 수 있다.

운동 횟수
20회 3세트

운동 부위
가슴, 척추, 복부 강화

POINT
상체를 뒤로 누를 때 날개 뼈를 모아 주고, 올라올 때 복부의 힘으로만 올라온다.

1

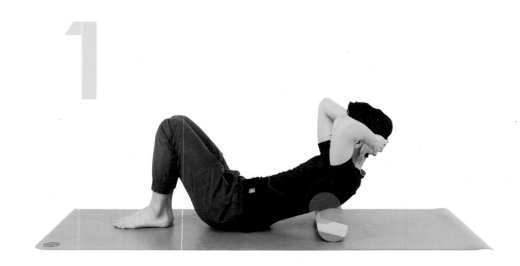

가슴 뒤쪽에 폼롤러를 놓고 양손으로 머리를 감싼다.

CHECK
팔꿈치에 과하게 힘을 주어 바닥으로 누르면 어깨의 긴장으로 승모근이 발달할 수 있으므로 주의한다.

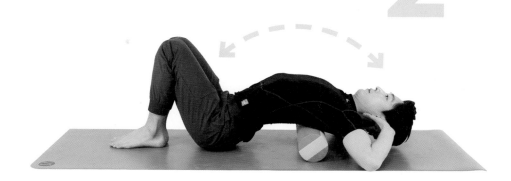

숨을 내쉰다
날개 뼈는 모으는 힘으로 가슴을 펴면서 양 팔꿈치를 바닥으로 눌러 상체를 바닥으로 내린다.

숨을 들이마신다
복부에 힘을 주고 천천히 올라온다.

편안한 허리 만들기

허리와 골반에 느껴지는 통증을 해소하고 무너진 균형을 회복시켜 허리의 회전을 도와주는 스트레칭이다.

운동 횟수
좌우 20회씩 3세트
운동 부위
허리, 옆구리

POINT
폼롤러에 닿은 부분에만 자극이 가도록 해준다.

1

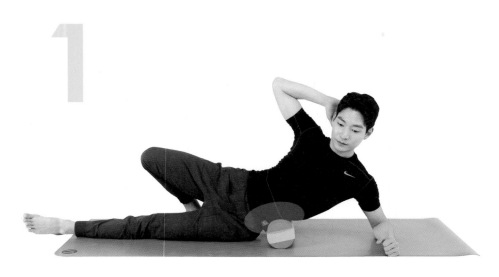

골반의 튀어나온 부분과 갈비뼈 제일 아래 사이에 폼롤러를 놓는다. 왼쪽 팔꿈치를 바닥에 대고 오른손으로 머리를 감싼다.

CHECK

허리를 돌릴 때 시린 통증이 느껴지면
굵기가 얇거나 부드러운 폼롤러를 사
용한다. 승모근이 발달하지 않도록 팔
꿈치가 아닌 어깨에 힘을 준다.

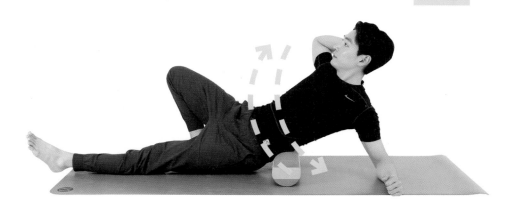

숨을 내쉰다

허리를 오른쪽으로 회전시키며 가슴과 시선은 자연스럽게 허리
의 방향을 따라간다.

숨을 들이마신다

시작 자세로 돌아가 반복한다.

무릎 안쪽 인대 풀어주기

다리찢기를 때 통증을 가장 많이 느끼는 부위가 무릎 안쪽이다. 무릎 안쪽은 인대로 되어있고 근육과 달리 인대는 늘어나지 않아 충분하게 풀어주어야 한다.

운동 횟수
좌우 15회씩 3세트
운동 부위
무릎 안쪽 인대

POINT
무릎을 바닥으로 누른다는 생각으로 폼롤러에 체중을 싣는다.

CHECK
상체로 버틴 상태에서 폼롤러를 굴리는 것이 아니라 골반을 바닥에 내려놓았다가 밀어줄 때 상체의 힘으로 밀어준다.

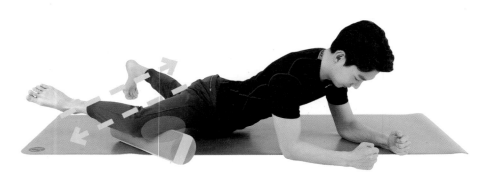

오른 무릎을 골반과 수평이 되게 하고 무릎 안쪽에 폼롤러를 놓는다.

숨을 내쉰다

무릎으로 폼롤러를 누르며 상체의 힘으로 바깥쪽으로 굴리며 밀었다가 당겨온다.

근막이완
허벅지 안쪽 풀어주기

다리찢기 할 때 가장 많이 쓰이는 허벅지 안쪽을 풀어주는 동작이다. 허벅지 안쪽 근막을 충분하게 풀어주지 않으면 부상의 위험이 있다.

운동 횟수
좌우 20회씩 3세트
운동 부위
허벅지 안쪽

POINT
무릎을 바닥쪽으로 누르면서 밀고 당겨준다. 자극을 더욱 주려면 발바닥이 하늘을 향하도록 한다.

CHECK
무릎보다 발이 아래로 내려가지 않도록 한다.

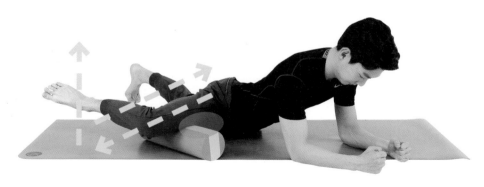

오른 허벅지 안쪽의 중앙에 폼롤러를 놓는다.
숨을 내쉰다
폼롤러를 옆으로 굴려 밀고 당기며 반복한다.

고관절 풀어주기

고관절은 골반과 다리를 이어주는 부위로 다리의 회전을 위
해서 풀어주어야 한다.

운동 횟수
좌우 20회씩 3세트
운동 부위
고관절

POINT
다리 안쪽에 있는 내전근을 압박
해 빨래 문지르듯 밀어준다.

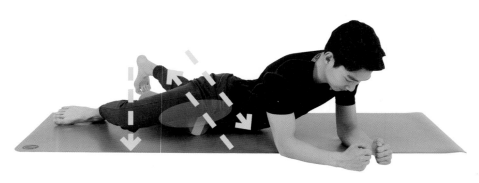

오른다리의 안쪽 끝부분에 폼롤러를 놓는다.

숨을 내쉰다

오른 무릎을 바닥으로 누르며 다리 안쪽을 폼롤러의 끝부분
에 대고 위아래로 문지르듯 움직인다.

CHECK
폼롤러를 좌우로 움직이는 것이 아니라 끝
에 대고 위아래로 문질러준다.

건강한 엉덩이 만들기

골반이 앞뒤로 움직일 수 있도록 도와주는 엉덩이 스트레칭이다.

운동 횟수
좌우 25회씩 3세트

운동 부위
엉덩이 근육

POINT
엉덩이 위쪽에 폼롤러를 대고 앞뒤로 굴리며 마사지하고 가능하다면 원을 그리듯 마사지한다.

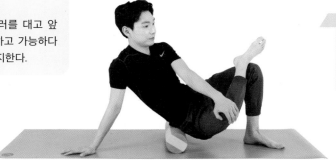

1

폼롤러 중앙에 꼬리뼈를 대고 다리를 숫자 4 모양으로 만들어준다.

CHECK
바닥에 대고 버티는 팔과 어깨는 수직에서 사선으로 움직이며 어깨가 과도하게 밀리지 않게 버틴다.

2

몸을 오른쪽으로 기울여 엉덩이를 폼롤러로 누른다.
숨을 내쉰다
폼롤러를 앞뒤로 굴리며 엉덩이를 풀어준다.

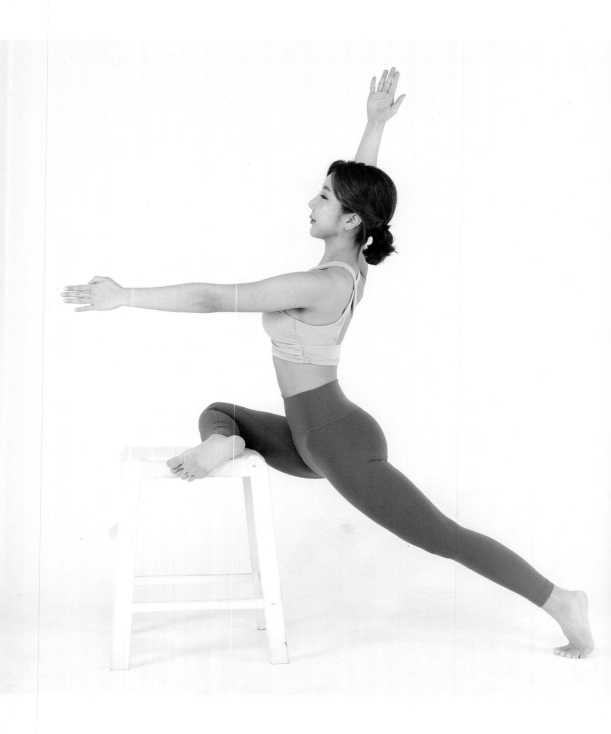

PART 01

초급

뻣뻣해도 도전하는
다리찢기

골반의 바른 정렬, 허벅지 안쪽과 뒤쪽 근육의 유
연성을 높이기 위한 기본적인 동작으로 구성되어
있다. 평상시에 몸이 많이 굽어 뻣뻣한 사람들은
동작을 할 때 어렵다고 느낄 수 있다. 모든 동작은
우리 몸이 기억할 수 있도록 자주 따라 해야 한다.
단, 어렵다고 느껴질수록 천천히 스트레칭 하고, 동
작 내내 컨디션을 체크하며 무리하지 않아야 한다.
가능하다면 근육을 늘인 상태에서 가볍게 버텨 근
육이 기억할 수 있게 해주는 것이 좋다.

말린 어깨와 굽은 등, 뻣뻣한 가슴 주변을 풀어주고 다리찢기 할 때 기본이 되는 골반 주위와 허벅지 근육을 늘여보자.

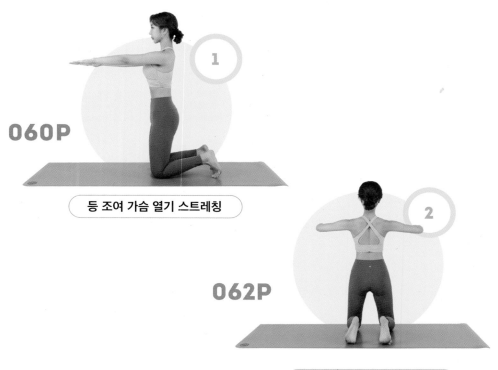

060P

1

등 조여 가슴 열기 스트레칭

062P

2

옆으로 늘여 광배근 스트레칭

* 다섯 동작을 따라 하면 하루에 20분 정도 소요된다.
   개인의 몸 상태에 따라 운동 시간은 차이가 있을 수 있다.

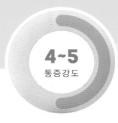

4~5
통증강도

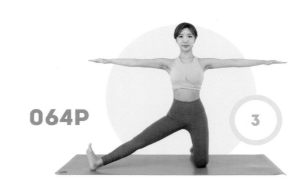

064P

3

골반 정렬 스트레칭

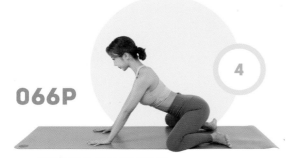

066P

4

개구리 고관절 스트레칭

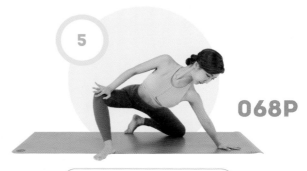

5

068P

무릎 밀어 내전근 스트레칭

등 조여 가슴 열기 스트레칭

굽어있는 등과 말린 어깨를 가진 사람에게 꼭 필요한 가슴 스트레칭. 가슴과 날개 뼈의 움직이며 말려있는 가슴을 시원하게 늘일 수 있는 동작이다.

운동 횟수
8~12회

운동 부위
가슴, 등

POINT
날개 뼈 사이를 모을 때는 날개 뼈의 끝부분을 모은다는 느낌으로 등의 아랫부분에 집중한다.

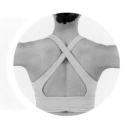

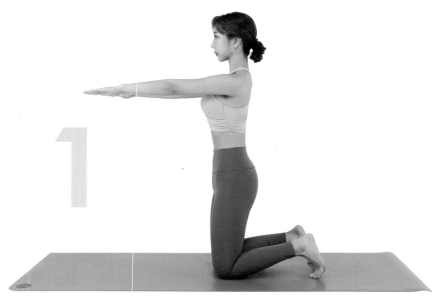

1

숨을 들이마신다
무릎을 골반 넓이보다 약간 더 넓게 벌리고 앉아 양팔을 가슴 앞에 나란히 뻗는다.

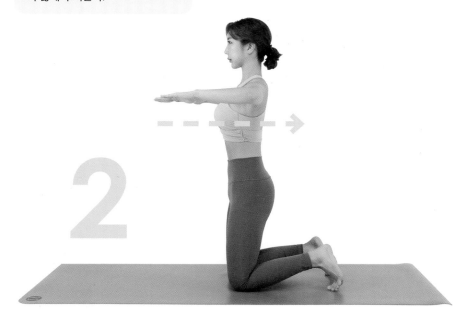

2

숨을 내쉰다

팔꿈치를 90도로 구부려 날개 뼈 사이를 가까이 모으고 어깨
와 가슴을 활짝 열어준다.

옆으로 늘여 광배근 스트레칭

등과 허리를 제대로 펴도록 만들어주는 광배근 스트레칭. 광배근은 가슴의 옆쪽에 있는 근육으로 짧아지면 어깨의 움직임을 방해하고 등을 굽게 만들며 골반이 과하게 앞쪽으로 기울어지게 만들기 때문에 몸통의 좌우를 충분히 풀어주자.

운동 횟수
좌우 4~8회씩
운동 부위
가슴 옆

POINT
구부린 옆구리는 더 구부리고 늘이는 쪽으로 골반을 더 밀어 최대한 몸을 길게 늘여 동작해보자.

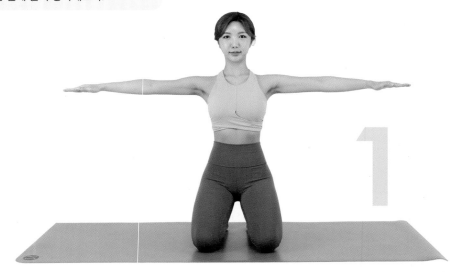

1

무릎을 골반 넓이보다 약간 더 넓게 벌려 앉고 양팔을 옆으로 길게 뻗는다.

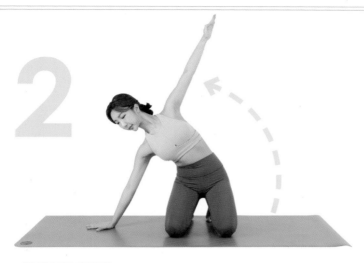

오른손은 바닥을 대고 왼손을 하늘로 길게 뻗는다.

CHECK

어깨가 올라가지 않도록 양쪽 귀와
어깨 사이의 공간을 넓게 유지한다.

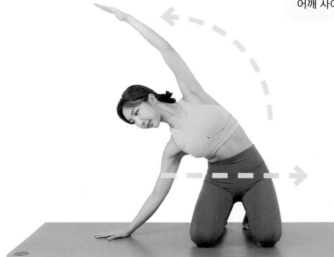

왼손을 오른쪽으로 멀리 보내며 옆구리를 더 구부려준다.

골반 정렬 스트레칭

올라간 골반을 끌어내려 골반의 바른 정렬을 만드는 스트레칭. 좌우 밸런스가 맞지 않은 상태에서 계속 스트레칭 하면 틀어짐이 더 심해진다. 동작을 할 때 가장 중요한 정렬을 맞춰보자.

운동 횟수
좌우 8~12회씩

운동 부위
골반

POINT

양쪽 골반이 같은 위치에 있도록 둔다. 옆구리의 양쪽 길이를 맞춘다는 느낌으로 골반을 끌어내리며 동작해보자.

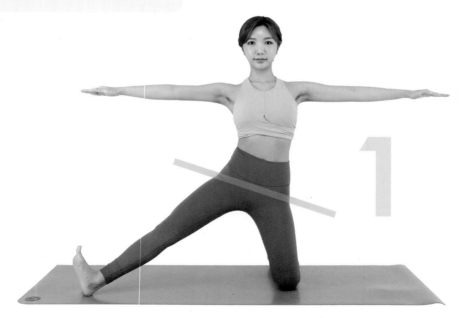

숨을 들이마신다

무릎을 구부려 골반 넓이로 벌리고 오른다리는 왼 무릎보다 반 걸음 앞으로 뻗고 발끝을 당긴다. 양팔은 옆으로 길게 뻗는다.

CHECK
골반 높낮이에만 집중할 수 있도록
어깨는 평행을 유지한다.

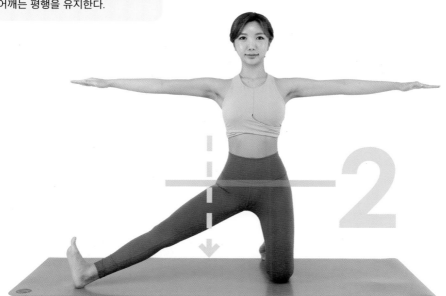

숨을 내쉰다

오른쪽 골반을 왼쪽 골반 높이에 맞춰 끌어내린다. 숨을 마시고
내쉬면서 골반을 올렸다 내리며 양쪽 골반 높이를 맞춰준다.

개구리 고관절 스트레칭

개구리 자세는 다리찢기 스트레칭의 기본 자세다. 골반과 다리를 이어주는 고관절을 부드럽게 만들고 고관절의 가동범위를 넓혀준다.

운동 횟수
10~12회
운동 부위
고관절

POINT
골반이 바닥과 평행하게 마주보는 상태로 동작한다.

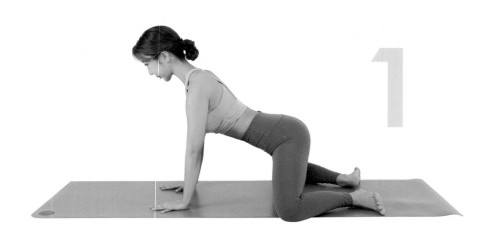

무릎은 최대한 넓게 벌리고 발꿈치의 간격은 골반 넓이만큼 벌린다. 엉덩이 아래에 무릎, 어깨 아래에 손바닥을 둔다.

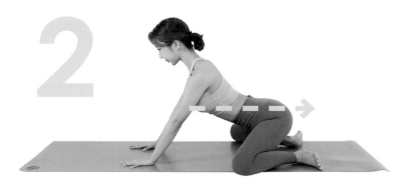

2

숨을 내쉰다

손바닥으로 바닥을 밀어 골반을 뒤로 보낼 수 있을 만큼
보낸다.

C H E C K
시작 자세에서 허리가 과하게 꺾이거나
엉덩이가 바닥을 향하지 않도록 정수리
에서부터 꼬리뼈까지 대각선을 만든다.

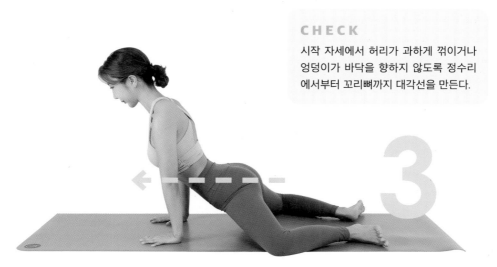

3

숨을 들이마신다

손바닥으로 바닥을 누르며 골반을 앞으로 보낼 수 있을 만큼
보낸다. 시작 자세로 돌아온다.

무릎 밀어 내전근 스트레칭

허벅지 안쪽의 내전근을 늘이는 스트레칭. 무게중심을 허벅지를 늘이는 방향으로 이동시키며 더욱 자극을 주는 동작이다.

운동 횟수
좌우 6~8회씩
운동 부위
허벅지 안쪽

POINT
바닥에 댄 무릎과 90도로 굽힌 다리의 발꿈치가 같은 라인에 있는지 확인한다. 골반과 허벅지 사이의 공간을 넓히는 느낌으로 동작을 해준다.

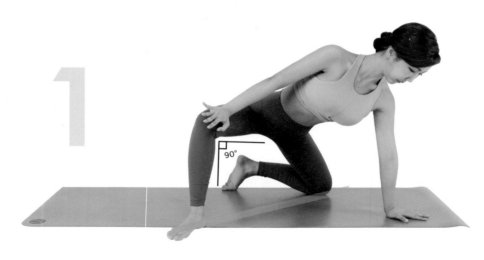

1

왼손은 어깨 아래의 바닥, 왼 무릎은 굽혀 바닥에 대고 오른 무릎은 90도로 구부린다.

숨을 들이마신다

오른손을 무릎의 안쪽에 둔다.

CHECK

무게중심을 이동할 때 다리를 미는
방향으로 몸을 기대지 않도록 주의
한다.

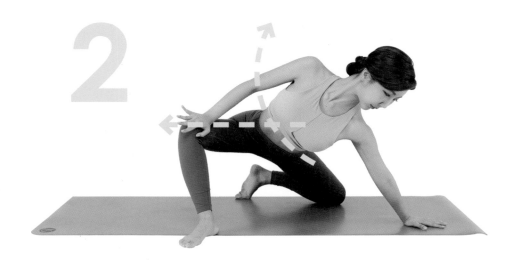

숨을 내쉰다

왼팔로 바닥을 밀며 무게중심을 오른쪽으로 옮겨 오른 무릎
안쪽을 밀면서 몸을 비틀어준다.

척추 마디마디를 길게 늘이고 척추를 회전시키면서 척추의 움직임을 부드럽게 만들어준다. 함께 허벅지 앞쪽의 대퇴사두근과 뒤쪽의 햄스트링을 늘여보자.

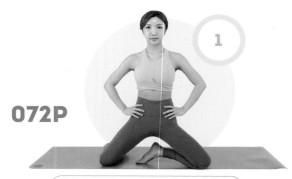

072P

1

인어 자세 골반과 고관절 스트레칭

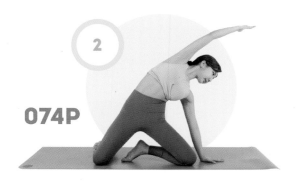

074P

2

기지개 스트레칭

* 다섯 동작을 따라 하면 하루에 20분 정도 소요된다.
  개인의 몸 상태에 따라 운동 시간은 차이가 있을 수 있다.

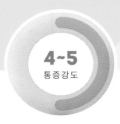

4~5
통증강도

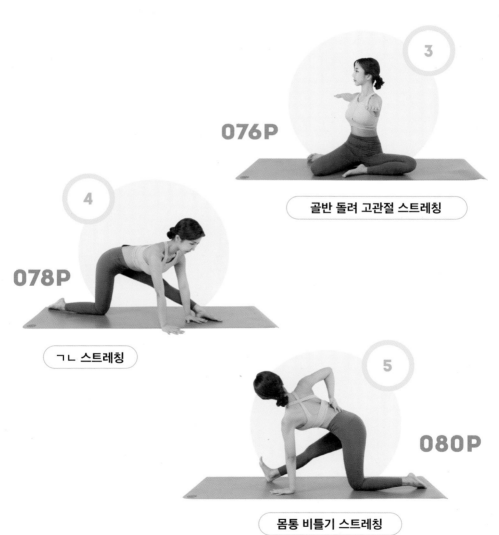

3

076P

골반 돌려 고관절 스트레칭

4

078P

ㄱㄴ 스트레칭

5

080P

몸통 비틀기 스트레칭

인어 자세 골반과 고관절 스트레칭

골반의 좌우 밸런스를 체크해볼 수 있는 스트레칭. 골반과 다리를 이어주는 고관절을 접었다 펴는 동작을 통해 부드러운 골반을 만들 수 있다.

운동 횟수
좌우 6~8회씩

운동 부위
골반, 고관절

POINT

엉덩이를 들어 올려 허벅지 앞부분을 길게 펴고 복부와 엉덩이 아래쪽에 힘을 주어 골반을 펴준다. STEP 01의 '골반 정렬 스트레칭(64쪽 참고)'을 기억해 골반의 높낮이를 맞춘다.

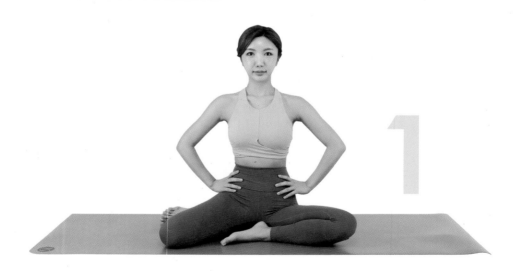

오른다리는 접어 무릎을 밖으로, 왼다리는 무릎을 안으로 넣어 앉고 양손은 골반을 잡는다.

유연성이 부족하면 시작 자세에서 한쪽
엉덩이가 많이 뜰 수 있다. 이 때 떠있는
엉덩이는 힘을 주어 누르지 않도록 한다.

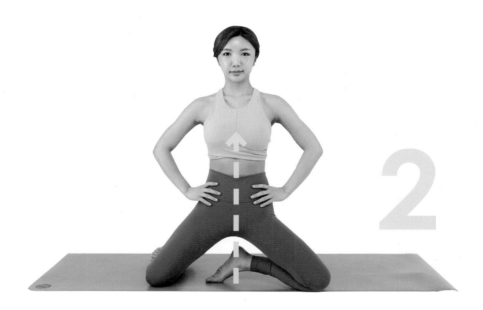

숨을 내쉰다

엉덩이를 들며 허벅지 앞부분을 길게 펴면서 골반의 높낮이를
맞춘다.

기지개 스트레칭

척추를 길게 늘이는 스트레칭. 척추를 펴고 회전시키며 기지
개를 켜듯 최대한 온몸을 길게 늘여보자.

운동 횟수
좌우 6~8회씩

운동 부위
옆구리

POINT
가슴과 복부를 앞으로 내밀며 기지개를 켜듯
최대한 길게 늘인다. 몸을 둥글게 말아 제자
리로 돌아올 때는 가슴과 복부를 안으로 넣
는 느낌으로 등을 늘여준다.

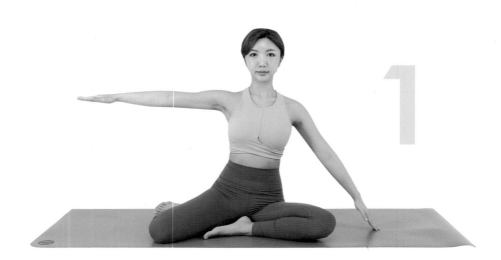

1

오른다리는 바깥쪽으로 접고 왼다리는 안으로 다리를 접는다.
오른손은 옆으로 길게 뻗고 왼손 끝은 바닥에 댄다.

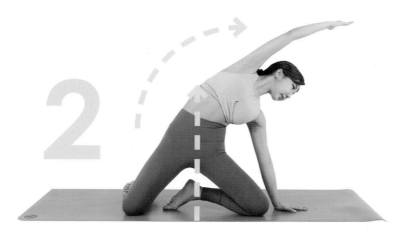

오른손을 뻗어 가슴 앞에서 귀 옆까지 원을 그리고 엉덩
이를 들어 가슴을 앞으로 내밀며 길게 늘인다.

CHECK

동작을 하는 내내 복부의 힘을 주
어 허리가 과하게 꺾이거나 구부러
지지 않도록 한다.

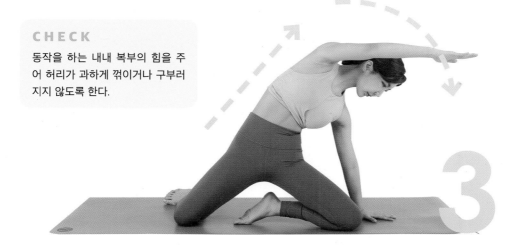

숨을 내쉰다

손끝으로 머리 위에서 가슴 옆으로 원을 그리며 몸통을 둥글
게 말아 제자리로 돌아온다.

골반 돌려 고관절 스트레칭

골반을 회전시키며 골반과 다리를 이어주는 고관절을 펴는 스트레칭. 고관절의 움직임을 부드럽게 만들어줄 뿐 아니라 고관절을 펼 때 필요한 엉덩이 근육의 힘을 길러주어 골반을 고정해주고 안정화시킨다.

운동 횟수
좌우 8~12회씩
운동 부위
골반, 고관절

POINT
정수리 끝이 천장에 닿는다는 느낌
으로 상체는 세우는 것이 중요하다.

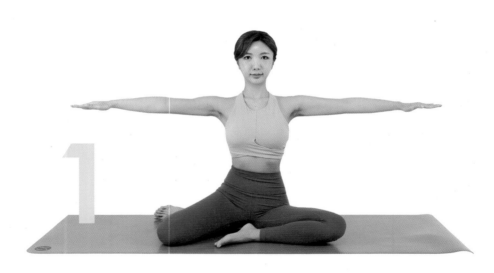

오른다리는 무릎을 밖으로 왼다리는 무릎을 안으로 넣고 앉아
양팔은 옆으로 나란히 뻗는다. 이 때 양쪽 옆구리의 길이를 최
대한 똑같이 맞춘다.

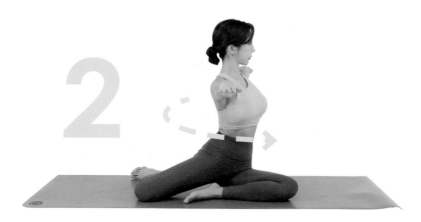

숨을 들이마신다

몸을 왼쪽으로 회전시키면서 오른쪽 엉덩이를 들면서 골반을 밀어 고관절을 펴준다.

CHECK

엉덩이를 바닥으로 누를 때 억지로 힘을 주어 누르면 고관절에 통증이 올 수 있으니 조심한다.

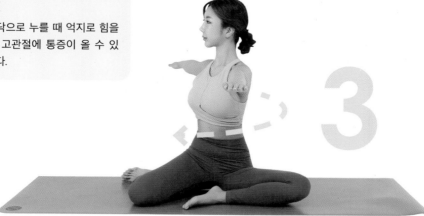

숨을 내쉰다

반대 방향으로 몸통을 회전시키며 떠있는 엉덩이를 바닥으로 가볍게 눌러 앉는다.

ㄱㄴ 스트레칭

허벅지 앞뒤 근육의 밸런스를 조화롭게 만들어 주는 스트레칭. ㄱㄴ 자세를 기본으로 무게중심을 이동시키면서 골반을 앞뒤로 움직여 허벅지 앞뒤 근육을 늘여준다.

운동 횟수
좌우 10~12회씩
운동 부위
허벅지 앞쪽,
허벅지 뒤쪽

POINT
무게중심을 앞으로 보내 허벅지 앞쪽을 늘일 때는 꼬리뼈를 살짝 말아 엉덩이에 힘을 준다. 반대로 허벅지 뒤쪽을 늘일 때는 꼬리뼈를 천장으로 보내 스트레칭의 효과를 높인다.

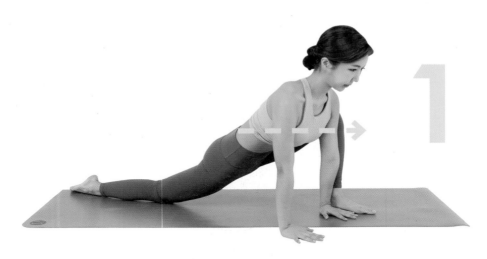

왼다리는 ㄱ으로 굽히고 무릎보다 발목을 살짝 앞쪽에 둔다. 오른다리는 자연스럽게 엉덩이 뒤로 자연스럽게 내려놓는다. 상체는 최대한 펴서 숙이고 손으로 바닥을 짚는다.

숨을 내쉰다
왼 무릎과 발목이 일직선이 되도록 무게중심을 앞으로 보내 오른다리의 허벅지 앞쪽을 늘여준다.

CHECK

ㄱ으로 굽힌 다리의 무릎이 발목보다 앞
으로 나가면 무릎과 발목의 관절이 다칠
수 있으니 주의한다.

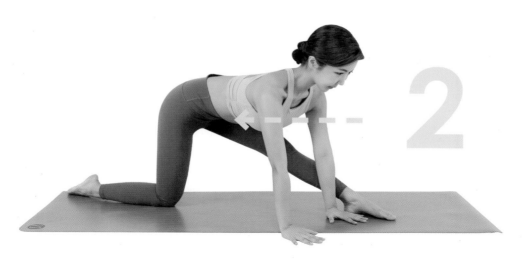

숨을 내쉰다

무게중심을 뒤쪽으로 보내면서 ㄱ으로 굽힌 왼다리의 무릎을
펴 허벅지 뒤쪽을 늘여준다.

몸통 비틀기 스트레칭

허벅지를 늘이는 동시에 말린 어깨와 가슴을 여는 스트레칭. 몸통을 비틀면서 복부부터 허리, 등, 가슴, 목을 스트레칭 할 수 있고 한쪽 다리를 뻗고 한쪽 팔로 버티며 스트레칭하기 때문에 균형 감각까지 기를 수 있다.

운동 횟수
좌우 6~10회씩

운동 부위
허벅지 뒤쪽,
어깨, 가슴

POINT
몸을 비틀어 어깨와 가슴을 열 때는 손바닥으로 바닥을 밀어준다. 가슴이 좀 더 회전하는 느낌을 받을 수 있다.

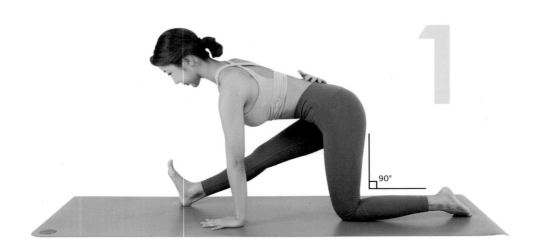

90°

1

숨을 들이마신다

왼다리는 90도로 구부리고, 오른다리는 무릎을 쭉 펴고 발끝이 천장을 바라보게 당긴다. 상체는 최대한 등허리를 편 상태로 숙이고, 왼손은 어깨 아래에 바닥을 짚고 오른손은 허리에 댄다.

CHECK

뻗은 다리는 무릎 뒤를 길게 편 느낌으로 무릎을 꼭 펴주고, 골반이 가슴을 따라 회전하지 않도록 고정한다.

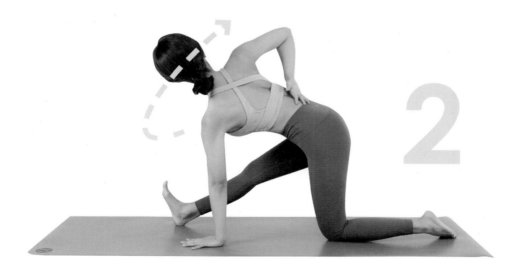

2

숨을 내쉰다

어깨와 가슴을 열어주듯 상체를 길게 펴 가슴을 회전시킨다.

골반의 부드러운 움직임을 만들고, 다리찢기에 있어 가장 필요한 내전근의 유연성과 고관절 가동범위를 만들어보자.

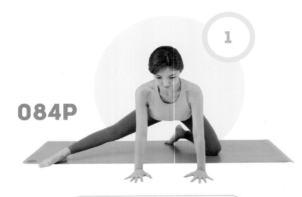

084P

1

골반 움직여 내전근 스트레칭

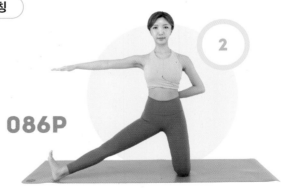

086P

2

척추 회전 스트레칭

* 다섯 동작을 따라 하면 하루에 20분 정도 소요된다.
개인의 몸 상태에 따라 운동 시간은 차이가 있을 수 있다.

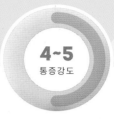

4~5
통증강도

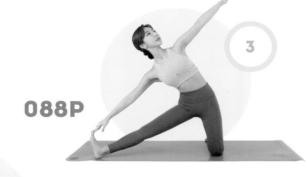

088P

3

몸통 돌려 햄스트링 스트레칭

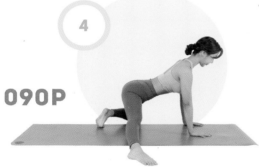

090P

4

동그라미 그리기 스트레칭

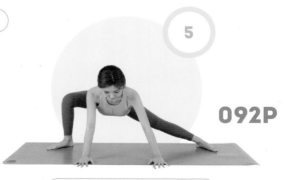

092P

5

사이드 런지 내전근 스트레칭

골반 움직여 내전근 스트레칭

골반의 부드러운 움직임을 만들고 내전근을 늘이는 스트레칭. 평소 골반의 움직임을 뻣뻣하게 느꼈다면 이 스트레칭을 통해 골반의 앞뒤 움직임을 부드럽게 만들 수 있다.

운동 횟수
좌우 8~10회씩
운동 부위
골반, 내전근

POINT
골반의 움직임에 익숙해지면 머리와 상체는 고정하고 골반만 움직일 수 있도록 노력한다.

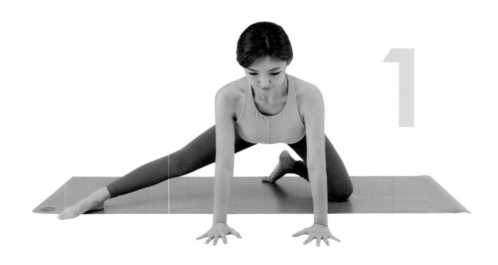

왼다리는 개구리 다리로 구부리고 오른발을 왼 무릎보다 살짝 앞에 두고 무릎과 발끝이 정면을 바라보도록 길게 뻗는다. 등 허리는 최대한 펴고 두 손으로 바닥을 짚는다.

숨을 내쉰다

꼬리뼈를 안으로 말아 골반을 뒤로 기울
이며 상체를 C커브로 둥글게 만다.

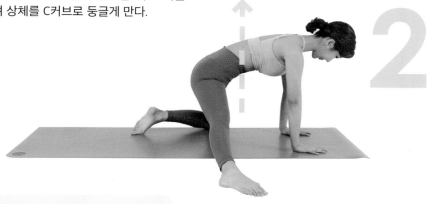

CHECK

허리는 안정성이 중요하기 때문에 골
반을 움직일 때 허리의 움직임이 과하
지 않도록 주의해야 한다.

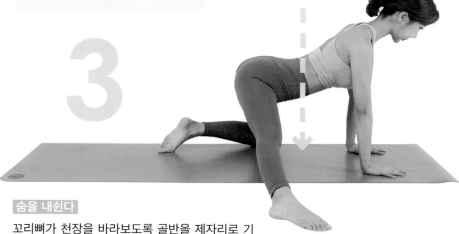

숨을 내쉰다

꼬리뼈가 천장을 바라보도록 골반을 제자리로 기
울이며 몸통을 길게 편다.

척추 회전 스트레칭

뻣뻣한 목과 말린 어깨의 불편함을 줄여주는 스트레칭. 척추의 회전 움직임이 부드러워지면 목과 어깨의 불편함을 줄일 수 있다.

운동 횟수
좌우 6~8회씩

운동 부위
척추, 어깨, 옆구리

POINT
허리부터 가슴까지 더 시원하게 늘이려면 허리에 댄 팔의 팔꿈치가 몸 안쪽으로 들어오지 않게 어깨와 일직선이 되도록 유지한다.

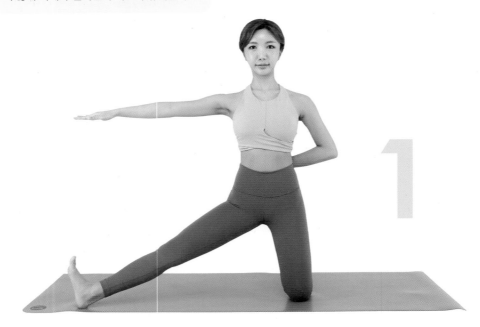

1

왼다리는 무릎을 구부려 바닥에 대고 오른다리는 골반 옆으로 길게 뻗어 발끝을 몸 쪽으로 당긴다. 왼팔은 허리 뒤에 오른팔은 어깨 옆으로 나란히 뻗는다.

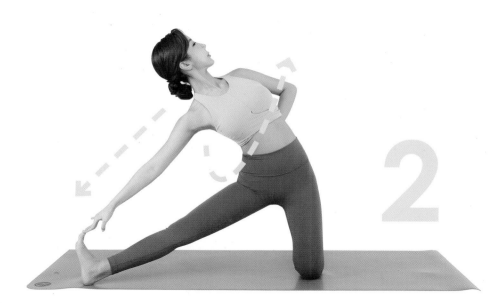

숨을 내쉰다

오른손을 발끝에 대고 왼쪽 어깨와 가슴은 시선과 함께 뒤로
살짝 열어준다.

몸통 돌려 햄스트링 스트레칭

양팔을 다리 길이보다 더 길게 뻗어 허벅지 뒤쪽 햄스트링을
늘이는 스트레칭. 햄스트링뿐만 아니라 종아리와 엉덩이까지
늘여주는 동작이다.

운동 횟수
좌우 8~12회씩
운동 부위
다리 뒤쪽

POINT

발끝을 잡기 어렵다면 발목이나 종아리를 잡
아도 좋다. 바닥에 댄 발꿈치는 꾹 눌러 고정
시켜 팔을 뻗을 때 다리보다 팔이 길어진다
는 느낌으로 최대한 길게 뻗는다.

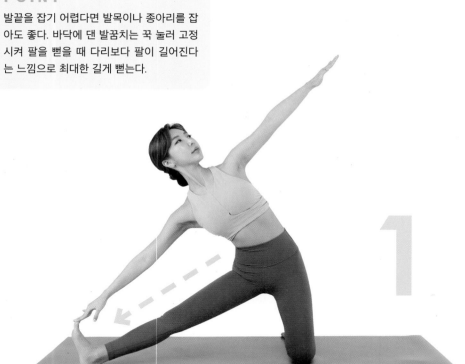

1

왼다리를 90도로 구부려 바닥을 지지하고 오른다리는 옆으로
길게 뻗어 발끝을 몸 쪽으로 당긴다. 상체를 오른쪽으로 굽혀
팔로 발끝을 잡고 왼팔은 옆으로 뻗는다.

CHECK
골반을 앞으로 기울일 때 꼬리뼈,
골반과 허리가 둥글게 말리지 않도
록 주의한다.

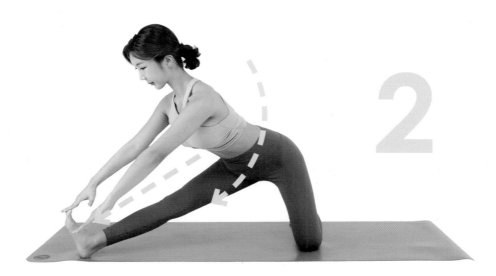

2

숨을 내쉰다

상체를 숙여 팔을 오른쪽으로 돌리며 꼬리뼈가 천장을 바라보
듯 골반을 앞쪽으로 기울인다. 양팔을 길게 뻗어 허벅지 뒤쪽
을 늘인다.

동그라미 그리기 스트레칭

골반의 움직임을 부드럽게 만드는 스트레칭. 골반의 앞뒤 움직임과 고관절의 회전 움직임을 원활하게 만들어 뻣뻣하게 굳은 근육을 풀어주고 내전근을 늘일 수 있다.

운동 횟수
좌우 8~10회씩

운동 부위
골반, 고관절
허벅지 안쪽

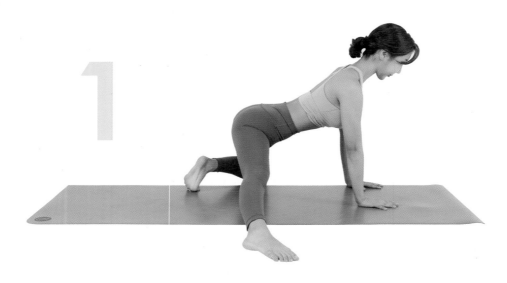

1

왼다리는 구부려 무릎을 바닥에 댄다. 오른다리는 왼 무릎보다 약간 앞에 두고 왼 무릎과 오른 발끝이 정면을 바라보게 길게 뻗는다. 등과 허리는 최대한 펴고 손으로 바닥을 짚는다.

CHECK

뻗은 다리가 지지하는 다리의 무릎과
일직선이 되게 한다. 골반을 움직일
때 허리가 과도하게 쓰이지 않도록 주
의한다.

숨을 내쉰다

꼬리뼈를 말 듯 골반을 뒤로 보내며 상체
를 둥글게 말고, 무게중심 뒤로 보내 발꿈
치 가까이 앉는다. 이때 오른다리의 무릎
과 발끝은 천장을 향한다.

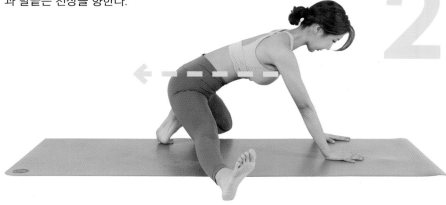

2

숨을 들이마신다

발꿈치 가까이 앉은 그대로 골반을 앞으로 보내 무릎과 발끝
이 정면을 바라보게 한다.

숨을 내쉰다

무게중심을 앞으로 보내 제자리로 돌아온다.

사이드 런지 내전근 스트레칭

사이드 런지 자세에서 하는 허벅지 안쪽 스트레칭. 뻗은 다리는 스트레칭 하고 동시에 무릎을 구부린 다리를 강화할 수 있다.

운동 횟수
좌우 8~10회씩
운동 부위
허벅지 안쪽

POINT
상체를 숙일 때 등과 허리를 펴기 힘들면 의자 등에 팔을 올려 자세를 안정적으로 유지한다.

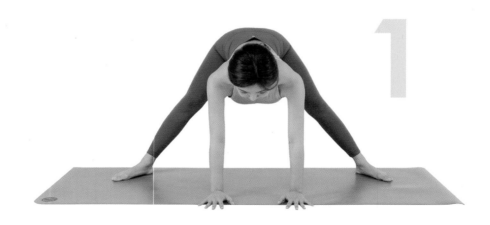

1

다리를 어깨 넓이보다 두 배 넓게 벌리고 발끝은 무릎이 바라보는 방향으로 자연스럽게 둔다. 등과 허리를 최대한 펴고 상체를 숙여 어깨와 손의 라인이 일직선이 되게 하여 양손으로 바닥을 짚는다.

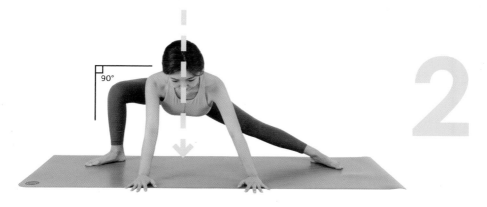

숨을 내쉰다

오른 무릎을 90도로 구부리며 무게중심을 이동해 왼쪽
허벅지 안쪽을 늘인다.

CHECK

구부린 무릎은 발가락이 향하는 방
향과 같도록 맞추고 발목이 무릎보
다 과하게 앞으로 나오면 무릎에 부
담이 갈 수 있으니 주의한다.

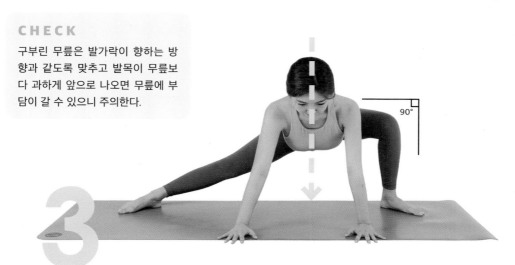

왼쪽으로 무게중심을 이동하여 오른 허벅지 안쪽을 늘인다.

허리의
통증이 사라졌다

만족도 ★★★★★   효과 ★★★★★

다리찢기 스트레칭은 최고다! 허리가 아파서 밤에 자다가도 일어났던 내가 아파서 깨는 일 없이 꿀잠을 자고 있다. 처음에는 과연 다리찢기로 허리 통증이 좋아질까 싶었다. 반신반의하며 다리찢기보다 순환에 초점을 맞춰 스트레칭을 하기 시작했다.

놀랍게도 한 달 동안 열심히 했을 뿐인데 많은 변화를 느꼈다. 일단 매일 느끼던 허리의 통증이 많이 줄었다. 하루에 한 번씩 쑤시던 허리 통증이 일주일이 지나도 나타나지 않고, 자세도 좋아졌다. 또 다리찢기를 위해서 스트레칭을 시작한 것도 아닌데 다리찢기의 각도가 점점 늘어났다.

다리찢기를 완벽하게 해내고 싶은 목표가 생겼다. 목표를 이룰 때까지 다리찢기 스트레칭을 꾸준히 해야겠다.

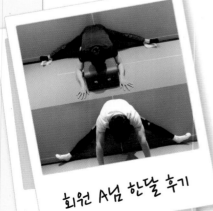

회원 A님 한달 후기

나의 가능성을
실현하는 다리찢기

만족도 ★★★★★　　효과 ★★★★★

'스트레칭으로 다리찢기가 진짜 가능할까?'라는 의문을 해소해준 시간이었다. 다리찢기를 하는 사람의 사진을 보며 부러워만 했는데 나도 해보고 싶다는 생각을 하게 되었다. 취미로 헬스를 하면서 잦은 부상에 시달렸는데 그래서 더욱 유연성이 필요했다.

다리찢기 스트레칭을 한 후 많은 변화가 생겼다. 굽었던 상체가 펴지고 하체 운동을 할 때 중량을 더 올릴 수 있게 되었다. 중량이 올라갔는데도 자세가 더 잘 나오게 된 것은 모두 다리찢기 스트레칭 덕분이라고 생각한다.

아직 완벽한 다리찢기를 하지 못했지만 중요한 것은 다치지 않는 것이니 나의 가능성을 충분히 믿고 천천히 시간을 들여 도전 해보려고 한다.

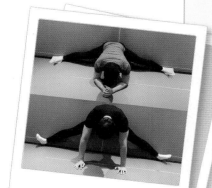

회원 B님 한달 후기

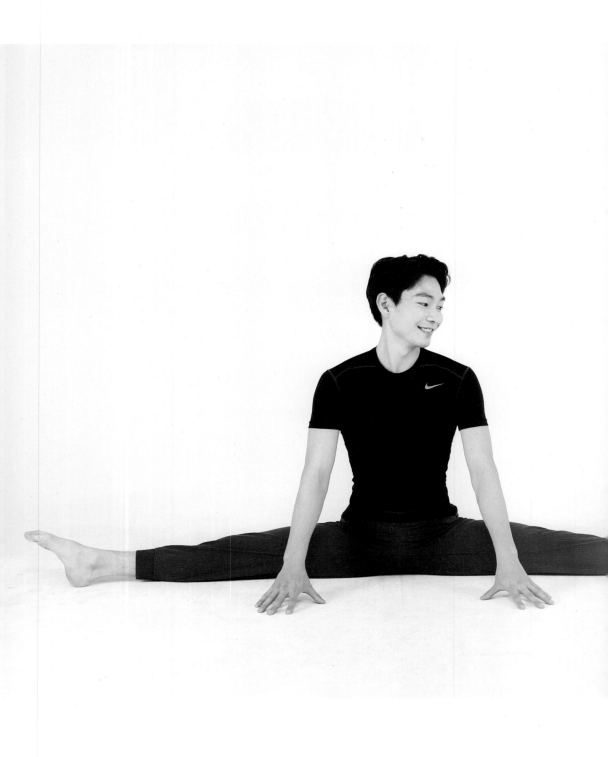

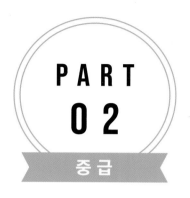

PART 02

유연성을 더 높이는
다리찢기

다리찢기를 할 때 가장 중요한 부분 중 하나는 바로 다치지 않게 점진적으로 유연성을 늘려가는 것이다. 평상시에 쓰지 않았던 근육을 자극하고 관절의 가동범위까지 넓힐 수 있기 때문에 전보다 훨씬 가볍고 부드러운 움직임을 만들어 내는데 도움이 될 것이다. 유연성과 힘을 동시에 기르는데 집중해보자. 스스로 부족한 부분이 유연성인지 힘인지 인지하며 동작하고 유연성이 부족하면 늘리는 데에, 버티는 힘이 부족하면 정렬을 유지하며 버티는 데에 집중한다.

다리찢기를 할 때 주로 사용되는 근육을 기본적인 스트레칭으로 늘여주는 동시에 힘을 길러 근육의 유연성과 힘의 밸런스를 맞출 수 있다.

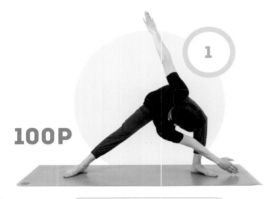

100P

사이드 트위스트 스트레칭

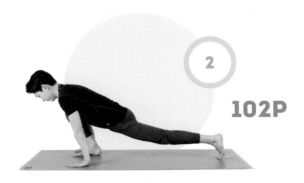

102P

하이 런지 햄스트링 스트레칭

* 다섯 동작을 따라 하면 하루에 20분 정도 소요된다.
  개인의 몸 상태에 따라 운동 시간은 차이가 있을 수 있다.

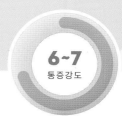

6~7
통증강도

106P

104P

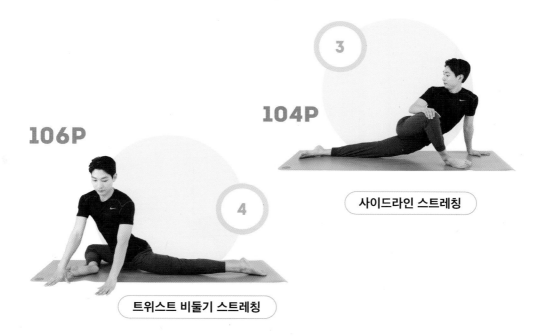

3

사이드라인 스트레칭

4

트위스트 비둘기 스트레칭

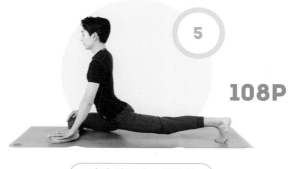

5

108P

하이 비둘기 스트레칭

사이드 트위스트 스트레칭

사이드 스쿼트 자세에서 어깨, 등, 가슴 부분의 경직을 풀어
주는 스트레칭. 평소 안 좋은 습관이나 자세로 상체가 긴장되
어 있다면 이 동작으로 긴장을 풀어 개운함을 느낄 수 있다.

운동 횟수
좌우 8~10회씩
운동 부위
허벅지 안쪽, 가슴

POINT
몸통을 틀 때 시선은 하늘을 바라보고
가슴을 최대한 열어주어 뒷목이 길어
진다는 느낌으로 동작해보자.

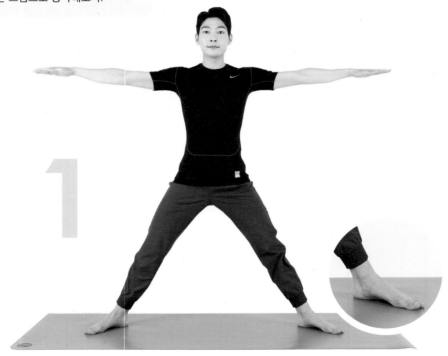

다리를 어깨 넓이보다 넓게 벌리고 발은 비스듬히 벌리고 선다.

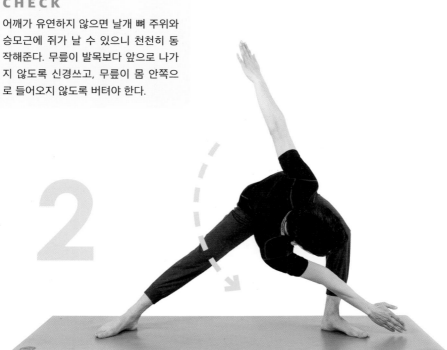

CHECK

어깨가 유연하지 않으면 날개 뼈 주위와 승모근에 쥐가 날 수 있으니 천천히 동작해준다. 무릎이 발목보다 앞으로 나가지 않도록 신경쓰고, 무릎이 몸 안쪽으로 들어오지 않도록 버텨야 한다.

2

숨을 내쉰다

왼 무릎을 발가락이 바라보는 방향으로 밀어주고 몸을 틀어 오른손으로 왼발 엄지발가락 앞쪽을 터치한다.

하이 런지 햄스트링 스트레칭

상체와 하체를 이어주는 장요근과 허벅지 뒤쪽의 햄스트링을 늘여주는 스트레칭. 근육이 늘어나는 힘과 버티는 힘을 동시에 기를 수 있다.

운동 횟수
좌우 8~10회씩
운동 부위
장요근, 허벅지 뒤쪽

POINT
골반 앞쪽을 늘일 때 엉덩이에 힘을 주어 밀면 좀 더 깊게 늘어나는 느낌을 받을 수 있다.

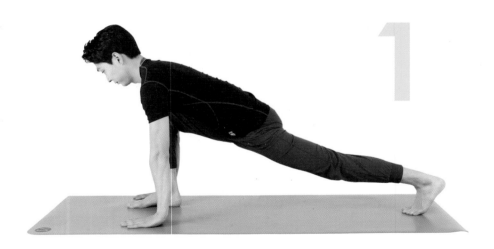

1

양손은 오른발 양쪽 옆에 내려놓고 왼다리는 길게 뻗어준다.
골반과 가슴이 같은 방향, 오른 무릎과 발은 정면을 향한다.

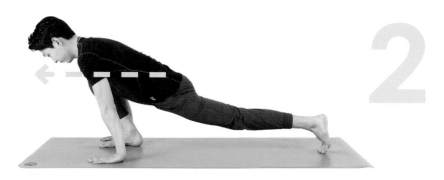

숨을 내쉰다

무릎을 앞으로 밀어 골반 앞쪽이 늘어나는 느낌을 느낀다.

CHECK

허리가 뒤로 말리지 않도록 주의하고,
허리가 곧게 펴지지 않는다면 의자 등
을 잡고 정렬을 유지하며 동작한다.

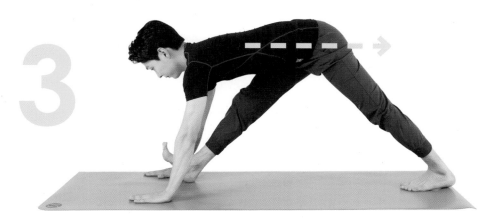

숨을 내쉰다

엉덩이를 들어 중심을 뒤로 옮기고 오른발을 몸 쪽으
로 당긴다.

사이드라인 스트레칭

무게중심을 옮기며 골반과 다리를 이어주는 고관절과 전신의 옆라인을 늘여주는 스트레칭. 상체를 곧게 편 상태로 유지하여 버티는 힘을 기를 수 있다.

운동 횟수
좌우 5회씩
운동 부위
고관절, 허리

POINT
바닥에서 버티는 팔은 어깨와 손목이 일직선이 되도록 하고, 몸을 회전할 때에 무릎을 세운 다리의 발바닥이 바닥에 닿아 있으면 몸이 돌아가지 않기 때문에 발 날을 사용한다.

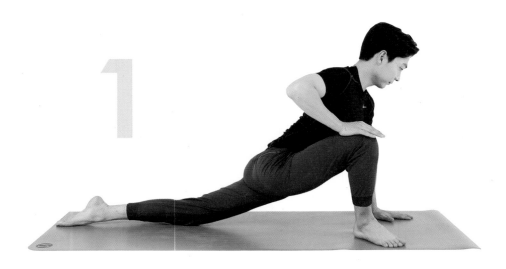

왼다리는 길게 뻗고 오른다리는 무릎을 세워 발을 바깥쪽으로 비스듬히 둔다. 왼손은 바닥을 짚고 오른손은 무릎 위에 올린다.

CHECK
발을 일자로 두면 몸을 회전시킬 때 발목에 무리가 올 수 있으니 주의한다.

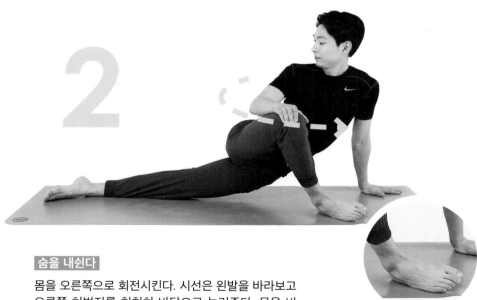

숨을 내쉰다

몸을 오른쪽으로 회전시킨다. 시선은 왼발을 바라보고 오른쪽 허벅지를 천천히 바닥으로 눌러준다. 몸을 비튼 상태에서 10초간 버틴다.

트위스트 비둘기 스트레칭

엉덩이 근육을 깊게 늘여주는 스트레칭. 앉아있는 시간이 많은 사람일수록 엉덩이가 스트레스를 많이 받는다. 이 스트레칭을 통해 스트레스가 많이 쌓인 엉덩이 근육을 풀어줄 수 있다.

운동 횟수
좌우 6~8회씩
운동 부위
엉덩이

POINT
몸이 돌아갈 때 돌아가는 방향으로 손도 함께 이동시킨다. ㄱ자로 만든 다리의 허벅지는 최대한 바닥에 밀착시킨다.

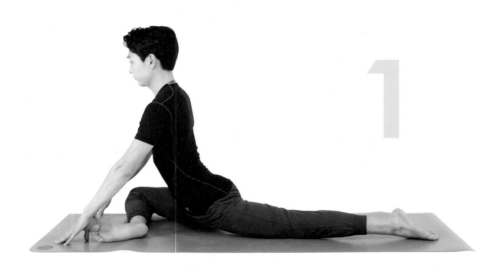

1

오른다리는 ㄱ자로 만들어 바닥에 내려놓고 왼다리는 길게 뻗는다. 가슴과 골반은 정면을 바라본다.

CHECK
다리가 ㄱ자가 안 될 경우에는 무
리하지 말고 발을 살짝 안쪽으로
당긴 상태에서 동작해준다.

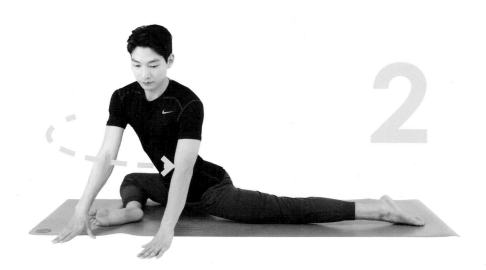

숨을 내쉰다

몸을 천천히 왼쪽으로 돌린다.

하이 비둘기 스트레칭

비둘기 자세에서 뒷다리 무릎을 구부렸다 펴며 골반 앞쪽을 늘일 뿐 아니라 버티면서 골반 주위와 엉덩이 근육의 힘을 길러주며 발목 강화에도 도움을 준다.

운동 횟수
좌우 6~10회씩

운동 부위
장요근, 엉덩이

POINT
골반이 정면을 바라보지 않으면 자극이 느껴지지 않는다. 서로 줄다리기를 한다는 느낌으로 당겨주는 힘을 만들어준다.

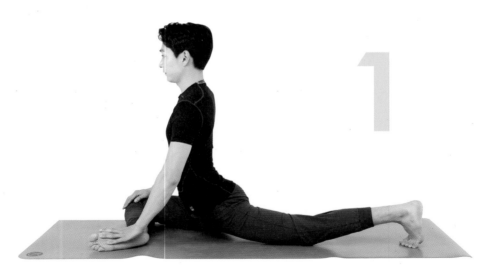

오른다리는 ㄱ자를 만들어주고 왼다리는 뒤쪽으로 뻗어 발가락을 바닥에 고정한다. 양손으로 무릎과 발바닥을 잡는다.

CHECK

뻗은 다리의 발꿈치를 누르지 않고 무릎의 힘으로 들어 올리면 무릎 관절에 통증이 나타날 수 있으니 주의한다.

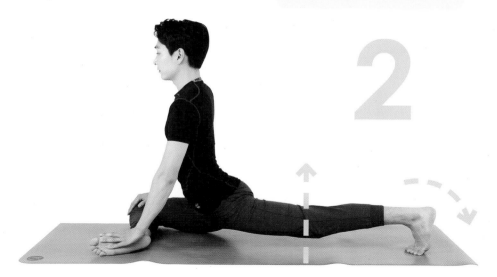

숨을 내쉰다

왼발의 발꿈치를 바닥으로 누르는 느낌으로 힘을 주어 무릎을 편다.

STEP 05

다리찢기에 있어 중요한 허벅지 안쪽 근육을 다양한 동작으로 늘여주고 강화
해주어 다리찢기에 한걸음 더 가까이 가보자.

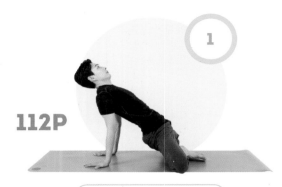

112P

① 활짝 열어 나비 스트레칭

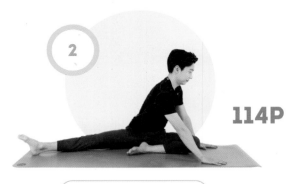

114P

② 트위스트 체크 스트레칭

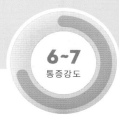

6~7
통증강도

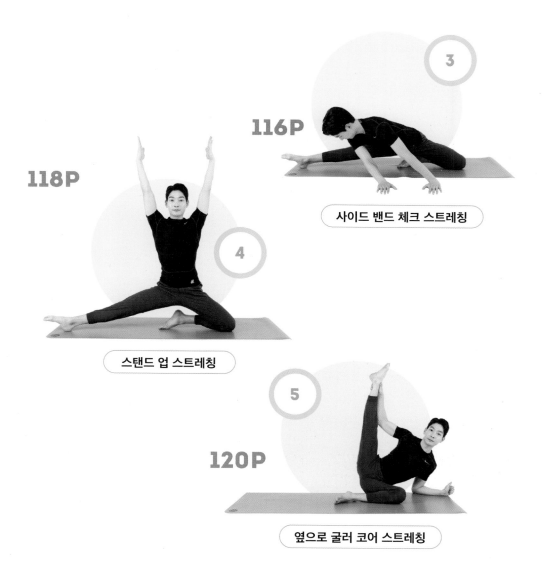

116P

3

사이드 밴드 체크 스트레칭

118P

4

스탠드 업 스트레칭

120P

5

옆으로 굴러 코어 스트레칭

활짝 열어 나비 스트레칭

나비 자세 변형 동작으로 엉덩이의 힘으로 골반 앞쪽을 펴는 스트레칭이다. 엉덩이를 들어 버티면서 어깨와 허리의 힘을 기를 수 있다.

운동 횟수
10회
운동 부위
골반 주위

POINT
골반 앞쪽을 평평하게 만들어 골반을 배보다 멀리 보낸다는 느낌으로 동작해보자.

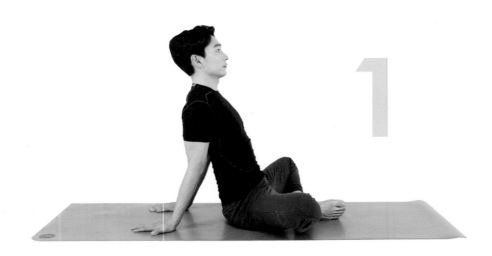

1

양발바닥을 붙이고 손은 엉덩이 뒤에 둔다.

CHECK

허리가 골반을 따라 과도하게 앞으로
밀리지 않도록 주의한다. 평소 손목이
불편했다면 바닥에 매트나 수건을 깔아
손목을 보호하고 천천히 동작한다.

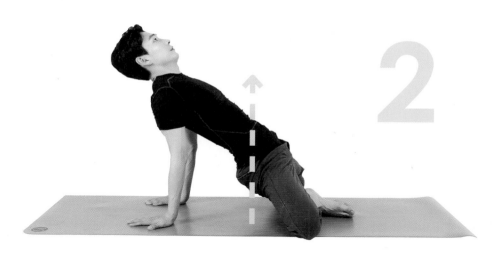

숨을 내쉰다

엉덩이에 힘을 주어 밀어주듯 엉덩이를 들어준다. 이때 복부에
힘을 주고 어깨의 힘으로 바닥을 민다. 마지막 10회째에는 엉
덩이를 들고 5초간 버텨준다.

트위스트 체크 스트레칭

골반과 다리를 이어주는 고관절을 회전시키면서 가동성을 늘이는 스트레칭. 고관절을 안과 밖으로 회전시켜 부드럽게 움직일 수 있도록 도와주고 이 때 골반의 무게중심을 이동해 허벅지 안쪽과 앞쪽까지 늘여준다.

운동 횟수
좌우 8~10회씩
운동 부위
고관절, 허벅지 안쪽,
허벅지 앞쪽

POINT
발등과 허벅지를 바닥으로 누르는 힘을 신경쓰면서 동작하면 훨씬 효과적이다.

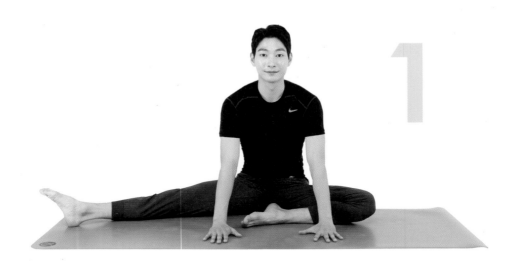

왼다리는 안으로 당기고 오른다리는 왼 무릎보다 살짝 앞쪽에 오도록 뻗어 엉덩이가 바닥에 닿도록 앉는다. 손은 자연스럽게 바닥에 내려놓는다.

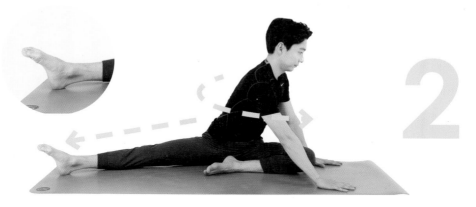

팔을 왼쪽으로 옮기고 오른발은 포인을 만들어 허벅지를 바닥으로 누르며 다리 전체에 힘을 준다.

CHECK

몸통을 돌려 골반과 가슴이 왼쪽 정면을 바라보게 앉을 때 어느 한쪽 엉덩이로만 무게가 많이 실리지 않도록 무게중심을 중앙에 둔 상태에서 동작하도록 한다.

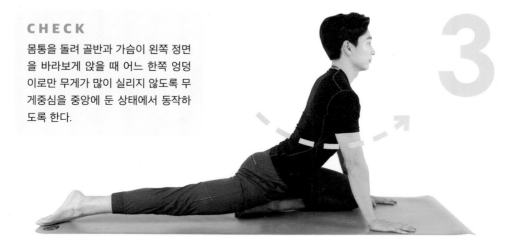

숨을 내쉰다

왼쪽으로 상체를 완전히 회전시키고, 골반과 가슴이 왼쪽을 바라보도록 발등이 바닥에 닿게 해 몸을 돌려 앉는다.

사이드 밴드 체크 스트레칭

한 다리씩 집중적으로 허벅지 안쪽과 뒤쪽 부분을 늘여주는 스트레칭. 상체를 옆으로 구부리며 무게중심을 늘이는 다리 쪽으로 이동해 허벅지를 더 집중적으로 늘이는 동작이다.

운동 횟수
좌우 10~12회씩
운동 부위
허벅지 안쪽,
허벅지 뒤쪽

POINT
엉덩이를 들었을 때 올라와 바닥에 댄 무릎과 엉덩이가 일직선이 되도록 신경쓰며 동작해보자.

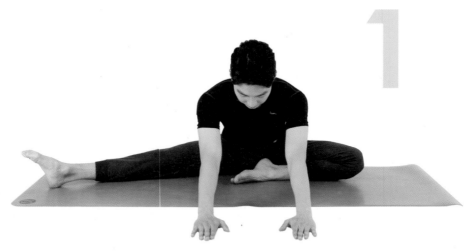

1

왼다리는 안으로, 오른다리는 뻗어 앉는다. 양손은 어깨 넓이로 몸에서 최대한 멀리 뻗어 바닥을 짚는다.

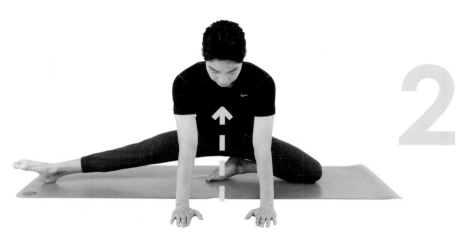

천천히 엉덩이를 들어준다.

CHECK
가능한 범위까지만 천천히 늘여주고 상체를 옆으로 구부릴 때 뻗은 다리쪽의 고관절을 짓누르지 않도록 주의한다.

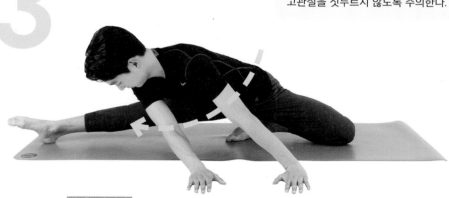

숨을 내쉰다

올라온 상태에서 오른쪽으로 무게중심을 이동해 상체를 지그시 누르고 5초간 버틴다.

스탠드 업 스트레칭

엉덩이와 다리 힘을 길러주어 몸의 밸런스를 맞춰 주는 스트레칭. 다리로 버티면서 엉덩이를 들어 올려야 하기 때문에 하체의 힘과 밸런스를 동시에 키울 수 있다.

운동 횟수
좌우 8~12회씩

운동 부위
허벅지 안쪽,
허벅지 뒤쪽, 엉덩이

POINT
올라올 때 정수리를 천장에 붙이듯 길게 늘이듯 올라온다. 올라왔을 때 양쪽 골반의 높이가 같은지 체크하고 몸이 흔들리지 않게 천천히 밸런스를 유지하며 동작한다.

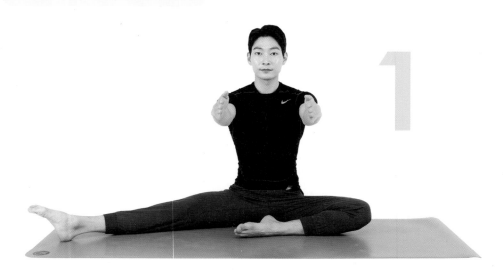

1

왼다리는 안으로 구부리고 오른다리는 옆으로 뻗어 앉는다. 양팔은 가슴 앞에 나란히 뻗는다.

CHECK

무릎으로 버티며 바닥을 누를 경우 통증
이 생길 수 있으니 바닥에 매트나 수건
을 깔아 놓고 동작한다.

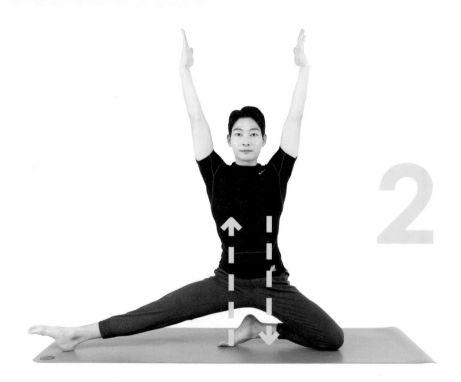

숨을 내쉰다

팔을 위로 뻗으며 엉덩이에 힘을 주고 오른 무릎과 뒤꿈치로
바닥을 밀어 올라온다. 천천히 제자리로 돌아온다.

옆으로 굴러 코어 스트레칭

몸이 틀어지지 않게 버티는 코어의 힘을 키우는 스트레칭. 등과 허리를 편 상태를 유지하고 엉덩이의 힘으로 다리를 옆으로 뻗어 버티며 코어의 힘을 더욱 기를 수 있다.

운동 횟수
좌우 8~14회씩

운동 부위
코어, 엉덩이,
허벅지 안쪽

POINT
몸이 돌아가지 않게 시선, 가슴과 골반은 정면을 바라보고 옆구리 길이가 달라지지 않도록 버티며 동작한다. 왼쪽으로 누웠을 때 다리를 조금 더 몸쪽으로 당기면 효과가 더욱 좋다.

1

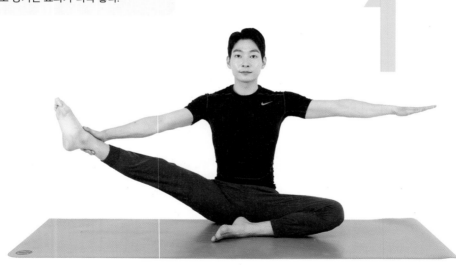

왼다리는 안으로 접어 앉고 오른다리는 뻗어 오른손으로 잡는다. 왼팔을 옆으로 뻗어 중심을 잡아준다.

CHECK

동작 내내 복부와 엉덩이에 힘을 주고, 뻗은 다리를 잡을 때 발끝이나 발목, 종아리, 무릎 뒤 등 잡을 수 있는 곳을 잡는다. 잡는 곳이 발끝에 가까워질 수 있도록 한다.

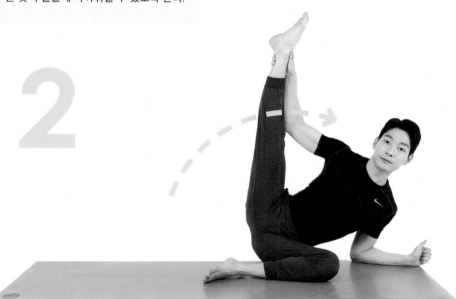

2

숨을 내쉰다

복부와 엉덩이에 힘을 준 상태를 유지하며 왼쪽으로 누웠다가
시작 자세로 돌아와 반복한다.

하체 근육은 늘인 상태를 유지하면서 상체를 시원하게 펴는 스트레칭을 해보자. 하체와 상체를 동시에 스트레칭 할 수 있는 동작으로 구성되어 있다.

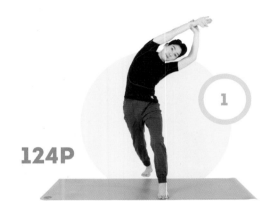

124P

1

스탠딩 사이드 밴드 스트레칭

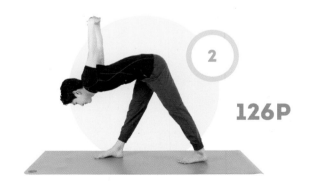

2

126P

스탠딩 인사 스트레칭

* 다섯 동작을 따라 하면 하루에 20분 정도 소요된다.
  개인의 몸 상태에 따라 운동 시간은 차이가 있을 수 있다.

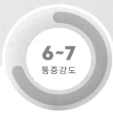

6~7
통증강도

128P

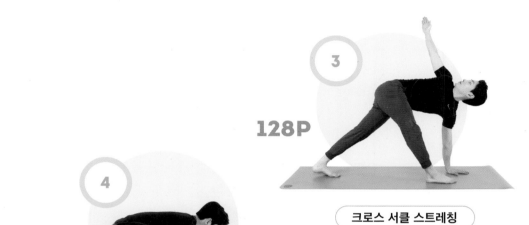

크로스 서클 스트레칭

130P

스탠드 개구리 스트레칭

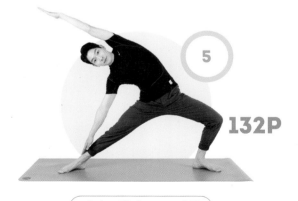

132P

사이드 밸런스 스트레칭

스탠딩 사이드 밴드 스트레칭

상체를 옆으로 구부려 가슴과 허리에 있는 근육인 광배근과 요방형근을 늘여주는 스트레칭. 고무줄을 늘인다는 느낌으로 발끝부터 손끝까지 몸의 옆 라인을 늘이는 동작이다.

운동 횟수
좌우 6~8회씩
운동 부위
가슴 옆, 허리

POINT
동작이 익숙해지면 왼손으로 오른팔을 더 당긴다. 오리엉덩이 체형은 골반 앞쪽의 근육이 짧아 상체를 뒤로 눕힐 때 엉덩이에 힘을 주면 골반과 고관절까지 시원하게 늘일 수 있다.

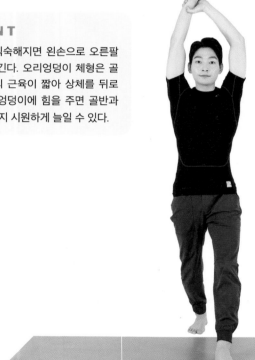

1

다리는 앞뒤로 골반 넓이로 벌리고 서서 골반은 정면을 향한다.
오른팔을 귀 옆까지 들어주고 왼손으로 오른 팔목을 감싼다.

CHECK

허리를 과도하게 꺾지 않도록 주의
하고 가능한 만큼만 내려가며 스트
레칭 한다.

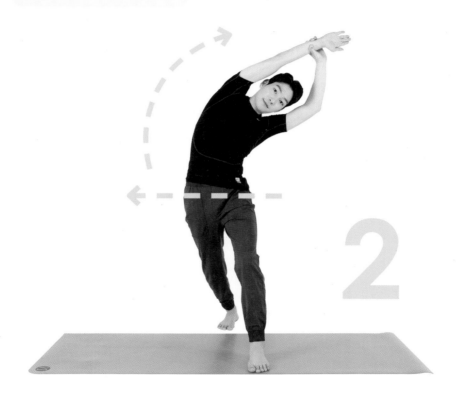

숨을 내쉰다

왼 무릎은 가볍게 구부리고, 왼손으로 오른팔을 천천히 당겨
뒤로 몸을 눕듯 상체를 사선으로 늘인다.

스탠딩 인사 스트레칭

굽은 등과 가슴을 활짝 열어주는 스트레칭. 허벅지 뒤쪽을 늘인 상태에서 허리와 등을 펴 가슴을 열어준 상태를 유지해야 한다.

운동 횟수
좌우 8~10회씩
운동 부위
허벅지 뒤쪽, 엉덩이,
허리, 가슴

POINT
앞에 둔 다리의 무릎은 꼭 펴고 동작한다. 또 날개 뼈를 모을 때 어깨가 으쓱하고 올라가지 않도록 등 아래에서 조이는 느낌을 유지한다.

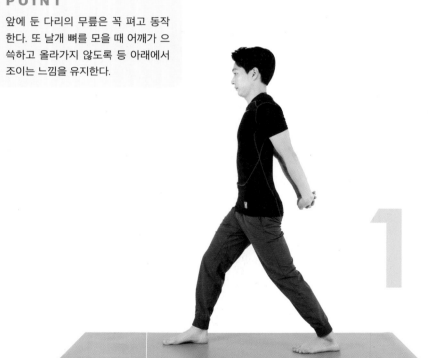

다리를 앞뒤로 벌리고 서서 양손은 엉덩이 뒤쪽에 깍지를 껴준다.

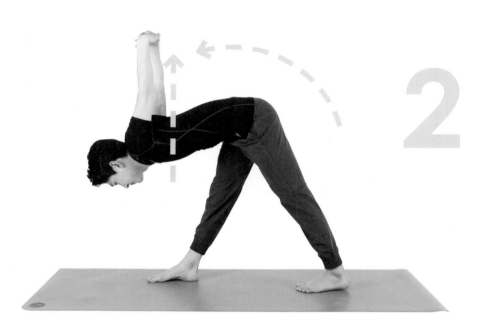

숨을 내쉰다

날개 뼈를 등 아래쪽으로 모은다는 느낌으로 가슴을 편 상태
에서 상체를 바닥과 수평이 되도록 숙인다. 마지막 횟수에서 5
초간 동작을 유지하며 버틴다.

크로스 서클 스트레칭

날개 뼈와 가슴 주위의 근육을 스트레칭 해 타이트한 등과
가슴을 늘이는 동작이다. 날개 뼈 주변 근육이 타이트해 어
깨와 목 주변에 통증이 있는 사람은 이 스트레칭으로 통증을
해소할 수 있다.

운동 횟수
좌우 8~10회씩
운동 부위
허벅지 뒤쪽, 가슴,
어깨, 목

POINT

허벅지 뒤쪽을 늘인 상태를 유지하며 앞으로
뻗은 다리의 무릎을 펴준다. 팔로만 원을 그
리지 말고 가슴을 함께 돌려주며 동작한다.

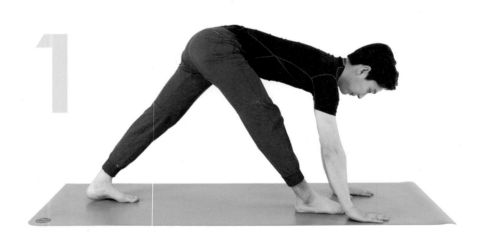

앞뒤로 다리를 벌리고 서서 발가락은 정면을 향하도록 하고
상체를 숙여 손바닥을 바닥에 댄다.

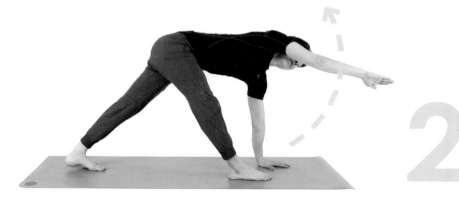

2

오른손으로 천천히 원을 그려주듯 어깨를 뒤로 돌린다.

CHECK

상체를 숙일 때 허리와 등이 둥글게 말
린다면 왼손 아래에 높이를 줄 수 있는
소도구를 두어 상체를 펴고 동작을 할
수 있도록 한다.

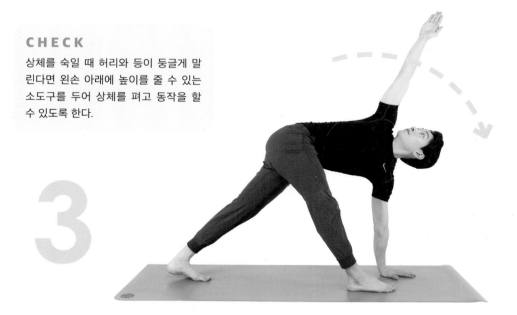

3

원을 그리듯 돌린 팔을 천장으로 길게 뻗는다. 다시 원을 그
리며 제자리로 돌아온다.

스탠드 개구리 스트레칭

서서 하는 개구리 스트레칭. 골반과 다리를 이어주는 고관절이 움직일 수 있는 범위를 좋게 해주고 허벅지 안쪽의 내전근을 이완시키면서 동시에 자세를 유지하는 힘을 길러주는 동작이다.

운동 횟수
좌우 8~14회씩
운동 부위
허벅지 안쪽, 고관절

POINT
엉덩이를 뒤쪽으로 빼면서 내려가야 무릎이 모이지 않는다. 허리 펴기가 힘들면 바닥 대신 벽이나 의자를 활용한다.

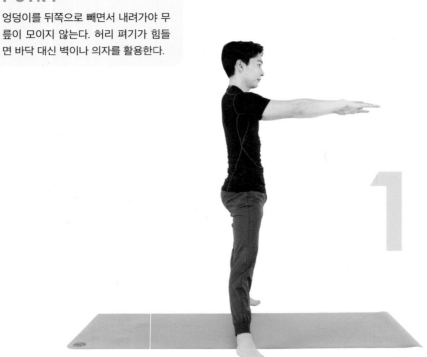

1

다리를 어깨 넓이보다 넓게 벌리고 무릎과 발끝 방향이 바깥으로 향하게 둔다. 양팔은 가슴 앞에 나란히 뻗는다.

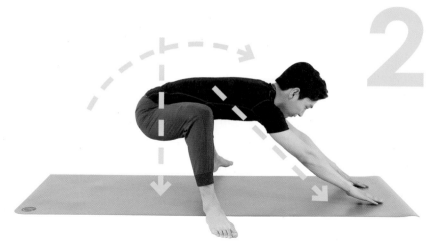

숨을 내쉰다

무릎을 구부리며 바깥쪽으로 열어주고, 상체는 숙이고 양팔을
최대한 앞으로 뻗어 바닥을 터치한다.

사이드 밸런스 스트레칭

상체와 하체를 균형 있게 늘여주는 스트레칭. 사이드 런지 하
듯 허벅지 안쪽의 내전근을 늘이면서 상체를 구부려 가슴 옆
쪽에 있는 광배근과 허리의 요방형근까지 동시에 늘이는 동
작이다.

운동 횟수
좌우 6~10회씩

운동 부위
허벅지 안쪽, 허리,
가슴 옆

POINT
동작을 할 때 가슴과 골반은 정면을 바
라보도록 한다. 뻗은 팔은 귀 옆에 붙인
상태로 늘여야 가슴과 옆구리까지 충분
히 늘어난다.

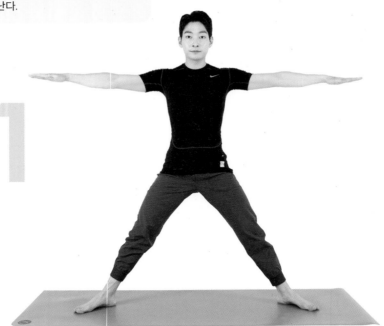

1

다리는 어깨 넓이보다 두 배 넓게 벌리고 무릎과 발끝이 밖을
바라보게 선다. 팔은 옆으로 나란히 길게 뻗는다.

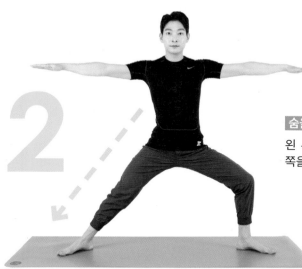

왼 무릎을 구부리며 오른 허벅지 안
쪽을 늘인다.

C H E C K

무릎이 안으로 들어오지 않도록 조
심하고 골반의 높이가 달라지지 않
게 양쪽 골반의 높낮이를 체크하며
동작한다.

오른쪽으로 상체를 구부려 오른손으로 발목을 잡고 왼손은
귀 옆으로 만세하며 기지개를 켜준다.

몸만큼이나 뻣뻣했던
생각을 바꾼 다리찢기 스트레칭

만족도 ★★★★★   효과 ★★★★★

비교적 남들보다 몸집이 크다는 이유로 힘이 세다고 생각했다. 하지만 다리찢기 스트레칭을 하면서 힘이 있는 게 아니라는 것을 느끼게 되었다. 다리찢기 스트레칭은 나를 돌아볼 수 있는 시간이어서 정말 좋았다.

스트레칭을 할 때 동작을 하고 버텨주는 힘이 있어야 하는데 몸집이 커서 체중에 눌리는 압박을 참을 수가 없었다. 하지만 스트레칭을 하면서 점차 편해졌고 버티는 힘이 생겼으며 허리가 펴지는 것을 느낄 수 있었다.

아직 완벽하지 않지만 다리찢기의 각도도 많이 늘었다. 유연해진 몸처럼 나는 원래 뻣뻣한 사람이라 생각했던 것을 바꾸는 계기가 되었다.

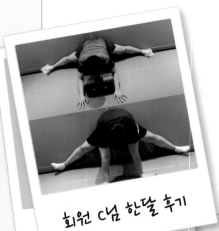

회원 C님 한달 후기

나의 로망 다리찢기를
실현하는 날까지

만족도 ★★★★★   효과 ★★★★★

다리찢기는 항상 로망이었다. 몇 년 전 일본에서 유행한 한 달 만에 다리찢기를 따라했다가 실패해 '나는 선천적으로 안 되는 사람인가보다.' 생각하고 꿈을 접었다.

웨이트 트레이닝을 10여년 넘게 했고 각종 구기 종목, 마라톤, 철인 3종에도 도전할 만큼 운동하는 것을 좋아했다. 하지만 척추측만증, 오른쪽 어깨 인대 파열, 왼쪽 발목 및 무릎 뒤틀림뿐만 아니라 일상이 불편할 정도의 작은 부상들까지 온몸이 만신창이었다.

다리찢기 스트레칭으로 몸의 중심이 바로잡히니 뒤틀렸던 몸이 다시 펴지고 어깨와 허리의 유연성도 더불어 좋아졌다. 충분히 시간을 들일 가치가 있다고 생각한다.

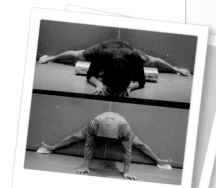

회원 D님 한달 후기

스트레칭을 했더니 키가 확실히 커졌다!

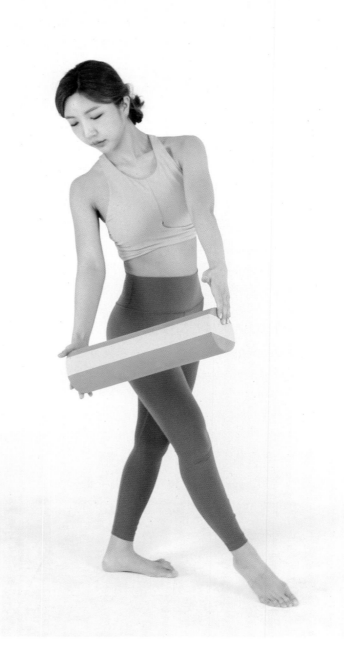

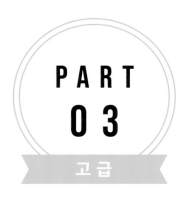

PART 03

고급

완벽하게 일자로
다리찢기

다리찢기의 꽃인 팬케이크 자세를 만나게 될 것이다. 스트레칭의 강도가 높아서 스트레칭 후 찾아오는 근육통이 좀 더 길게 찾아올 수 있다. 포기하지 말고 천천히 운동을 따라해보자.

유연성이 부족하다면 동작을 할 때 잘 되지 않는 부분이 있을 수 있다. 이 때 억지로 따라하지 말고 자신의 상태와 몸의 움직임을 이해하고 움직임을 더 부드럽게 만들어줄 폼롤러 같은 소도구의 도움을 받는 것이 좋다. 이 시기를 잘 넘기면 바라던 완벽한 다리찢기를 할 수 있을 것이다.

골반과 다리를 잇는 고관절의 움직임을 보다 더 부드럽게 만들고 허벅지 안쪽의 내전근을 최대한 길게 늘이는 동작이 많다. 이 때 자세가 더 잘 나오도록 폼롤러를 활용해 스트레칭 해보자.

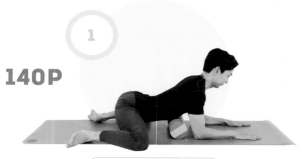

140P

개구리 스윙 스트레칭

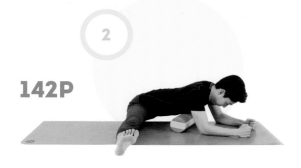

142P

한 다리 개구리 스윙 스트레칭

138

* 다섯 동작을 따라 하면 하루에 20분 정도 소요된다.
개인의 몸 상태에 따라 운동 시간은 차이가 있을 수 있다.

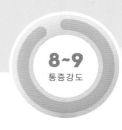

8~9
통증강도

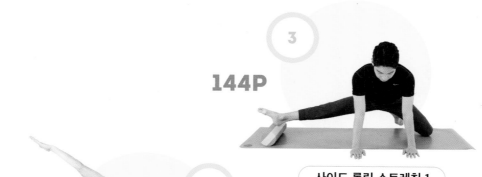

144P

③

사이드 롤링 스트레칭 1

146P

④

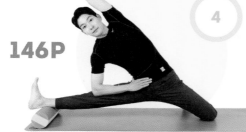

사이드 롤링 스트레칭 2

⑤

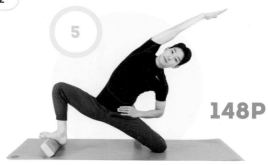

148P

사이드 ㄱㄴ 스트레칭

개구리 스윙 스트레칭

골반을 앞뒤로 움직이는 스트레칭으로 폼롤러를 활용해 동작을 더욱 편하게 할 수 있다. 골반의 움직임에 따라 늘어나는 부분이 달라지는 것을 느껴보자.

운동 횟수
6~10회 2세트

운동 부위
골반, 고관절,
허벅지 안쪽

POINT
동작이 익숙해지면 무릎을 더 열어주거나 무릎 뒤에 발목이 오도록 ㄷ 모양 다리를 만들어 동작하면 늘어나는 느낌을 크게 느낄 수 있다.

1

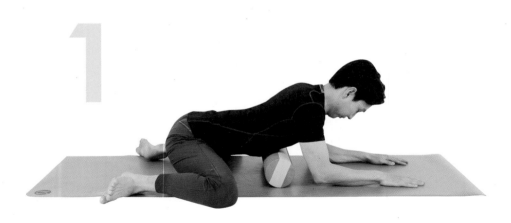

양 무릎을 최대한 열어 개구리 자세를 만들고 가슴 아래에 폼롤러를 두고 상체를 기댄다.

폼롤러를 밀어 앞으로 나올 때 골
반이 무릎보다 더 앞으로 나가지
않도록 주의한다.

2

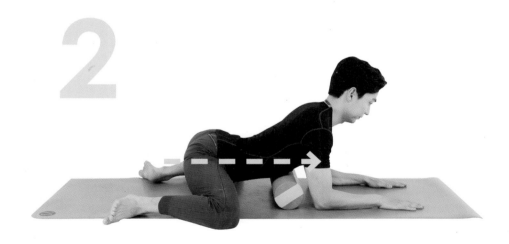

숨을 내쉰다

폼롤러를 밀며 꼬리뼈가 천장을 향하게 했다가 폼롤러를 당기
며 꼬리뼈를 말아 제자리로 돌아온다.

한 다리 개구리 스윙 스트레칭

한 다리의 허벅지 안쪽 내전근을 집중적으로 늘이는 스트레칭. 가슴이 바닥에 닿는 다리찢기 동작을 하기 위해서는 꼭 해야 하는 동작이다.

운동 횟수
좌우 8회~10회씩
2세트

운동 부위
허벅지 안쪽, 고관절

POINT

폼롤러를 앞으로 밀 때는 무릎과 발끝이 정면을 향하게 해 허벅지 안쪽을 최대한 늘이고, 뒤로 당기며 돌아올 때는 무릎과 발끝이 천장을 바라보도록 해준다.

1

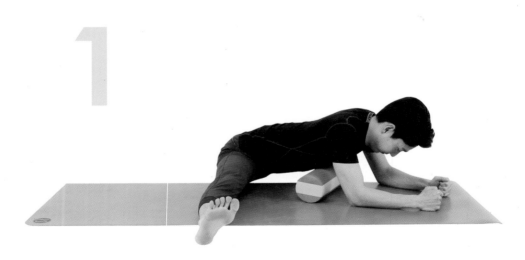

왼 무릎을 최대한 바깥쪽으로 열어 개구리 자세를 만들고, 오른다리는 옆으로 길게 뻗는다. 가슴 아래에 폼롤러를 두고 상체를 기댄다.

구부린 다리의 무릎과 뻗은 다리의
발목을 나란히 두거나 살짝 앞으로
뻗어 골반의 정렬을 맞춘다.

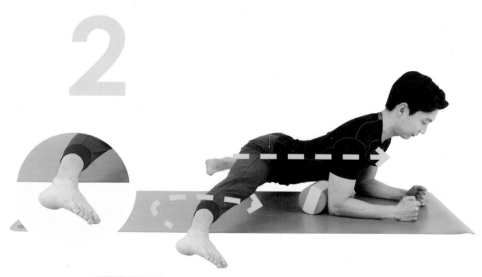

숨을 내쉰다

바닥에 발끝이 닿을 때까지 폼롤러를 앞으로 밀어 가슴을 들
어주고 폼롤러를 당기며 돌아올 때는 골반을 말아준다.

사이드 롤링 스트레칭 1

허벅지 안쪽 근육을 길게 늘이는 연습을 할 수 있는 스트레칭. 스트레칭 할 때 무작정 늘이는 것이 아니라 스스로 할 수 있는 범위를 조절해주는 게 중요하기 때문에 꼭 필요한 동작이다.

운동 횟수
좌우 6~10회씩
2세트
운동 부위
허벅지 안쪽

POINT
폼롤러를 밀 때 다리뿐만이 아니라 몸 전체의 무게중심을 이동하며 밀어주고, 허벅지로 버티며 스스로 늘어나는 정도를 조절하며 밀어준다.

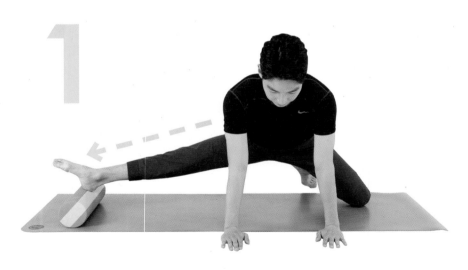

왼 무릎을 최대한 바깥쪽으로 열어 개구리 자세를 만들고, 오른다리는 옆으로 뻗어 발꿈치 아래에 폼롤러를 둔다.

동작을 하는 동안 꼬리뼈나 골반이
말리지 않도록 주의한다.

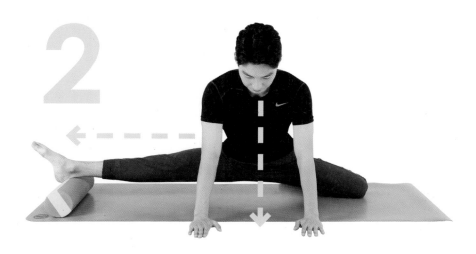

숨을 내쉰다
폼롤러를 누르면서 옆으로 밀어 허벅지 안쪽을 스트레칭 해준다.

사이드 롤링 스트레칭 2

근육의 힘을 기르는 스트레칭. 다리찢기를 할 때 다치지 않도록 늘이고 버티는 힘을 조절하는 데 도움이 되는 동작이다.

운동 횟수
좌우 6~8회씩 2세트
운동 부위
가슴 옆, 허리,
허벅지 안쪽

POINT

가슴과 골반은 정면을 향하고 다리에 전체적으로 힘을 주어 자세가 흐트러지지 않도록 한다. 허벅지 안쪽이 늘어난 상태에서 버티는 힘을 기를 수 있다.

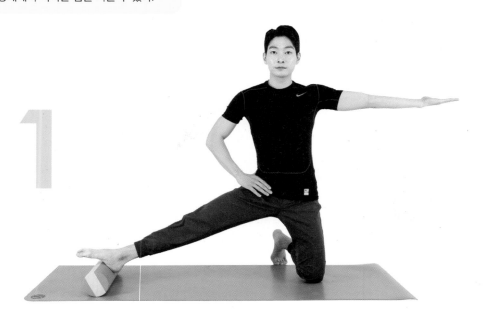

왼다리는 무릎을 굽혀 바닥에 대고 오른다리는 뻗어 발바닥의 아치 부분에 폼롤러를 놓는다. 왼팔은 옆으로 뻗고 오른손으로는 골반을 잡는다.

가능한 부분까지만 밀고 자신의 상태
에 따라 천천히 조절하며 늘여준다.

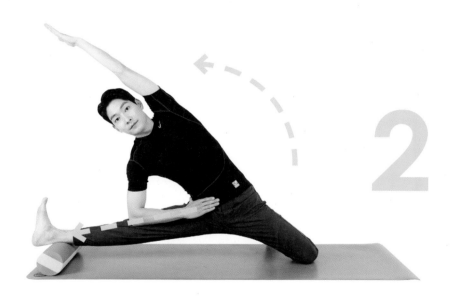

숨을 내쉰다

왼팔은 귀 옆에 붙인다는 느낌으로 뻗고 오른쪽으로 폼롤러를
밀어 허벅지 안쪽을 늘였다가 폼롤러를 굴리며 제자리로 돌아
온다.

사이드 ㄱㄴ 스트레칭

골반 주위의 근육들을 깊게 늘여주는 스트레칭. 다리찢기를 할 때 무게중심이 어느 한쪽으로 치우치지 않도록 만드는 동작이다.

운동 횟수
좌우 6~8회씩 2세트
운동 부위
코어, 골반, 고관절, 허벅지 안쪽

POINT

중심을 잡기 어려우면 폼롤러 없이 해도 좋다. 폼롤러 없이 할 때는 발목을 무릎보다 반발자국 정도 더 앞에 두고 폼롤러를 밀 듯이 무릎을 발목 방향으로 밀어준다.

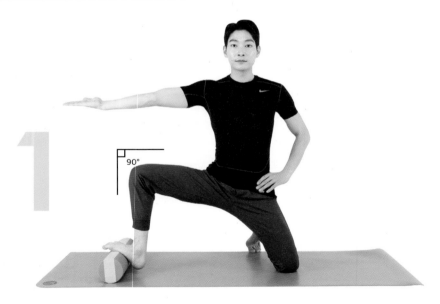

오른팔은 옆으로 뻗고 오른다리는 90도로 굽혀 발바닥 아치 부분에 폼롤러를 둔다. 왼손으로 골반을 잡는다.

CHECK

왼손으로 골반을 잡아 골반이 돌아가지
않게 하고, 고관절이 눌리는 느낌이 들면
오른쪽 속옷라인에 손가락 하나 들어갈
정도의 공간을 남겨 놓고 밀어 동작한다.

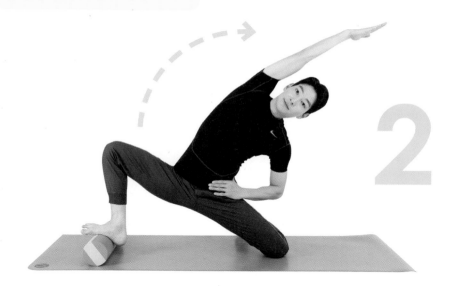

숨을 내쉰다

무릎을 밀어 오른쪽으로 폼롤러를 가볍게 밀어낸다. 무게중심
은 중앙에 두고 버티며 왼쪽으로 상체를 구부리고 오른팔을
만세한다.

149

하체 근육을 늘인 다음 버티고 있는 상태에서 척추의 움직임을 통해 상체도 함께 풀어주는 스트레칭을 해보자.

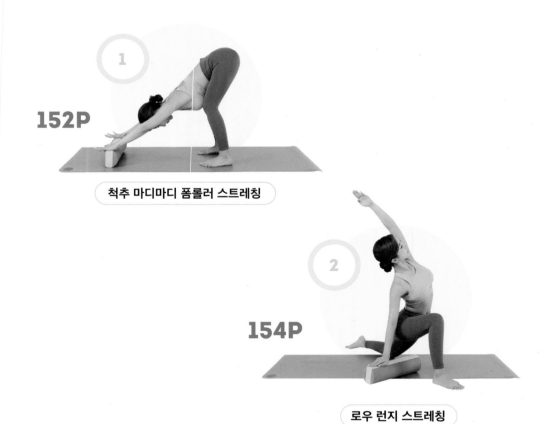

1

152P

척추 마디마디 폼롤러 스트레칭

2

154P

로우 런지 스트레칭

* 다섯 동작을 따라 하면 하루에 20분 정도 소요된다.
  개인의 몸 상태에 따라 운동 시간은 차이가 있을 수 있다.

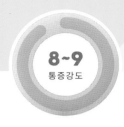

8~9
통증강도

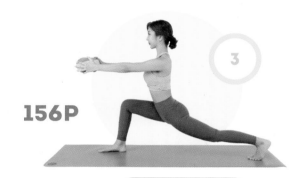

156P

3

하이 런지 스트레칭

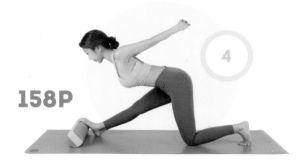

158P

4

인사 스트레칭

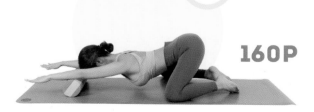

5

160P

폼롤러 굴려 척추 스트레칭

척추 마디마디 폼롤러 스트레칭

건강한 척추를 위해 척추의 마디를 느끼는 스트레칭을 해보
자. 척추 한 마디 한 마디를 구부리고 펴며 척추 주변에 붙어
있는 근육들이 부드럽게 움직일 수 있도록 조절할 수 있다.

운동 횟수
6~8회
운동 부위
척추 주변 근육

POINT

척추를 구부리고 펼 때 척추의 마디
하나하나를 움직인다고 상상하며 천
천히 동작해보자.

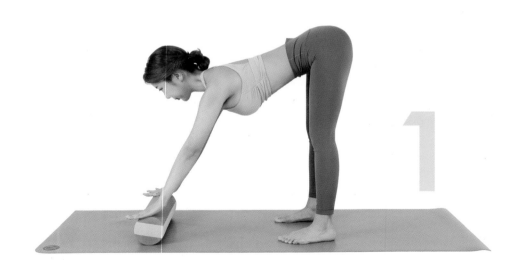

다리는 어깨 넓이로 벌리고 상체를 숙여 양팔을 폼롤러 위에
놓는다.

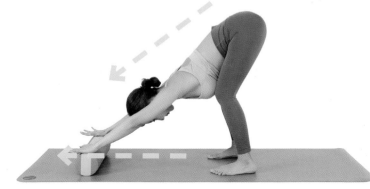

2

숨을 내쉰다

무릎을 가볍게 구부리고 손끝으로 폼롤러를 밀어 손끝부터 꼬리뼈까지 대각선을 만들어 척추 한 마디 한 마디를 길게 늘인다.

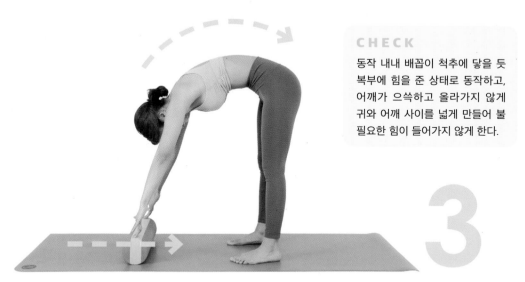

3

CHECK

동작 내내 배꼽이 척추에 닿을 듯 복부에 힘을 준 상태로 동작하고, 어깨가 으쓱하고 올라가지 않게 귀와 어깨 사이를 넓게 만들어 불필요한 힘이 들어가지 않게 한다.

숨을 내쉰다

무릎을 펴고 손끝으로 폼롤러를 당겨 상체를 둥글게 C커브를 만들 듯 척추 한 마디 한 마디를 구부린다.

로우 런지 스트레칭

고관절을 구부리는 장요근과 대퇴직근 스트레칭. 골반부터 다리까지 길게 연결되어 있는 이 근육들이 받는 스트레스를 줄여주는 동작이다. 또 폼롤러의 도움을 받아 상체를 옆으로 구부리며 균형 감각도 기를 수 있다.

운동 횟수
좌우 4~8회씩 2세트

운동 부위
골반 앞쪽,
허벅지 앞쪽

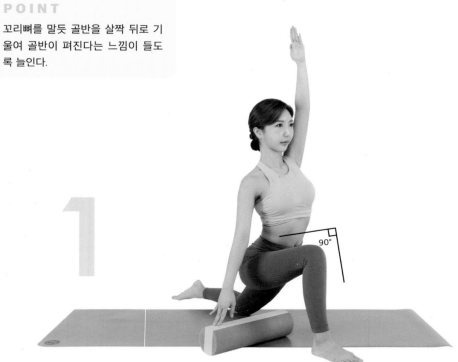

POINT

꼬리뼈를 말듯 골반을 살짝 뒤로 기울여 골반이 펴진다는 느낌이 들도록 늘인다.

90°

1

숨을 들이마신다

오른다리는 무릎을 90도로 구부리고 왼다리는 무릎을 살짝 굽혀 바닥에 내려 놓는다. 오른팔은 골반 아래에 둔 폼롤러를 잡고 왼팔은 만세한다.

CHECK
상체를 굽힌 다리 쪽으로 기대지 말고
동작 내내 복부에 힘을 주어 허리가 과
하게 꺾이지 않도록 주의한다.

2

숨을 내쉰다

상체를 오른쪽으로 구부린다.

하이 런지 스트레칭

바닥에서 무릎을 들고 런지 자세를 취해 허벅지에서 무릎까지 연결되어 있는 대퇴사두근을 깊게 늘일 수 있는 스트레칭. 상체를 비틀며 복부와 허리까지 스트레칭 할 수 있다.

운동 횟수
좌우 4~8회씩
운동 부위
복부, 허리, 골반 앞쪽

POINT
상체를 회전할 때 가슴만 움직인다는 느낌으로 비틀고, 팔만 돌아가지 않게 팔과 폼롤러를 가슴 앞에 나란히 고정하여 동작한다.

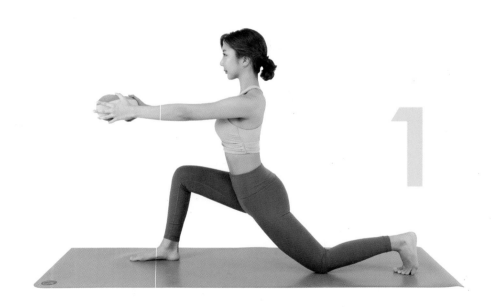

1

오른다리는 ㄱ자로 구부리고 왼다리는 ㄴ자로 구부린다. 왼발의 발가락을 세워 바닥을 짚고 양손으로 폼롤러를 잡아 가슴앞으로 나란히 뻗는다.

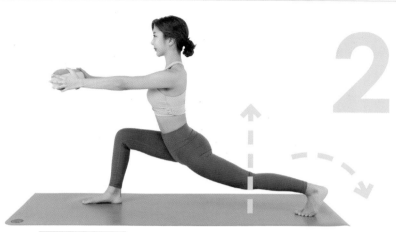

숨을 들이마신다

세운 왼발의 발가락으로 바닥을 밀고 발꿈치를 뒤로
보내면서 무릎을 편다.

CHECK

ㄱ자로 굽힌 다리의 무릎이 발목보
다 앞으로 나가지 않도록 하고, 뒤
로 뻗은 다리가 흔들리지 않도록 엉
덩이와 복부의 힘을 주어 버틴다.

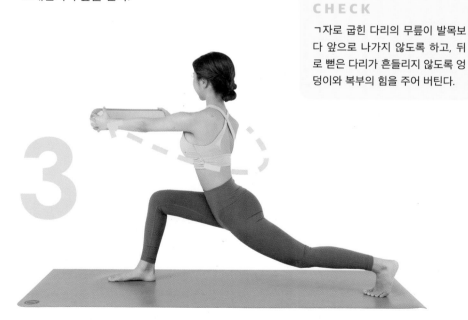

3

숨을 내쉰다

오른쪽으로 상체를 비튼다.

인사 스트레칭

인사하듯 상체를 숙여 허벅지 뒤쪽의 햄스트링을 늘이고 동시에 말린 어깨와 가슴을 펴는 스트레칭. 폼롤러에 발을 대고 발목을 당겨 종아리와 엉덩이까지 효과적으로 늘일 수 있다.

운동 횟수
좌우 6~8회씩 2세트

운동 부위
엉덩이, 다리 뒤쪽

POINT
아랫배와 허벅지가 만난다는 느낌으로 상체를 숙이고 등과 허리는 최대한 펼 수 있는 만큼 내려간다.

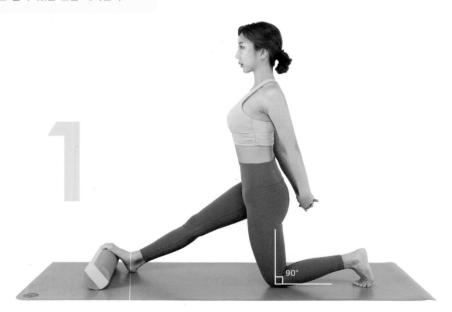

숨을 들이마신다

왼다리는 90도로 접어 무릎을 바닥에 대고 오른다리는 앞으로 쭉 뻗어 발 아래에 폼롤러를 둔다. 날개 뼈를 모으며 양팔은 뒤로 깍지 낀다.

CHECK

날개 뼈를 모아 깍지 낄 때 어깨가 으쓱하고 올라오지 않도록 등 아래쪽에 힘을 준다.

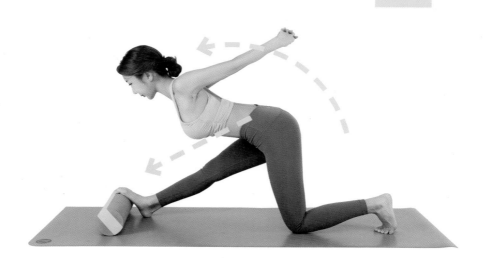

숨을 내쉰다

꼬리뼈가 천장을 바라보게 골반을 앞으로 기울이며 상체를 숙인다. 손등을 천장으로 보내면서 양팔을 뒤로 길게 뻗는다.

폼롤러 굴려 척추 스트레칭

폼롤러를 앞뒤로 굴려 허벅지 안쪽의 내전근과 고관절을 늘이는 스트레칭. 동시에 등과 허리를 펴 기지개를 켜는 것처럼 온몸이 시원하고 개운하게 늘어나는 기분을 느낄 수 있다.

운동 횟수
4~6회 2세트
운동 부위
척추, 허벅지 안쪽

P O I N T
정수리 끝부터 꼬리뼈까지 길게 늘여 준 상태를 유지하며 기지개를 켜 듯 동작한다.

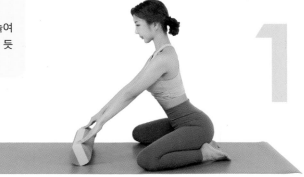

1

무릎을 바깥쪽으로 열 수 있을 만큼 열어 앉아 상체는 펴고 양팔은 어깨 넓이로 뻗어 손끝을 폼롤러 위에 올린다.

2

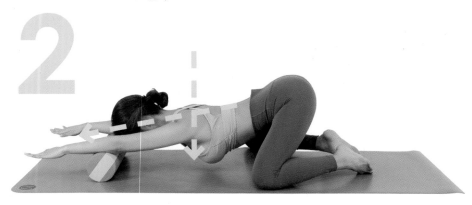

숨을 들이마신다
손끝으로 폼롤러를 밀며 상체를 숙인다.

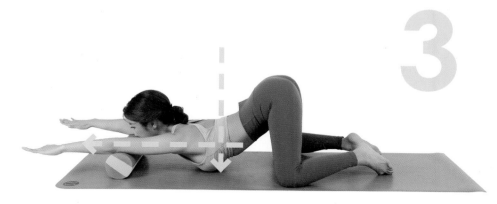

3

숨을 내쉰다

꼬리뼈가 천장을 향하도록 살짝 들고 폼롤러를 조금 더 밀어
상체를 앞으로 보낸다.

CHECK

앞으로 폼롤러를 굴릴 때 상체가
바닥과 가까워지도록 밀고 이때 미
끄러지지 않도록 주의한다.

4

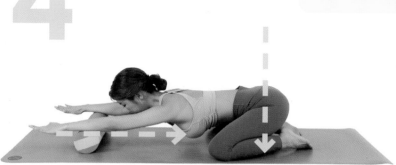

숨을 내쉰다.

폼롤러를 당겨 돌아온다.

161

STEP 09

다리를 양쪽으로 다 열고 앞뒤로, 오른쪽 왼쪽으로 움직임을 반복하며 근육을 늘여주고 스스로 움직임을 조절해보자.

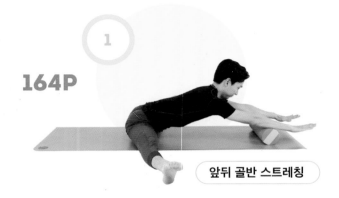

164P ①

앞뒤 골반 스트레칭

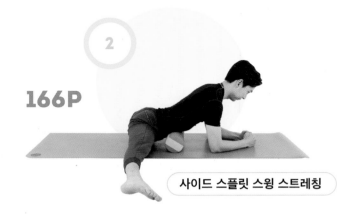

166P ②

사이드 스플릿 스윙 스트레칭

* 다섯 동작을 따라 하면 하루에 20분 정도 소요된다.
개인의 몸 상태에 따라 운동 시간은 차이가 있을 수 있다.

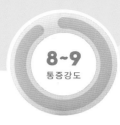

8~9
통증강도

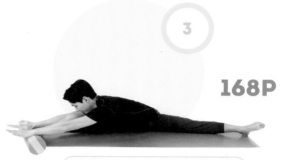

3

168P

사이드 스플릿 기지개 스트레칭

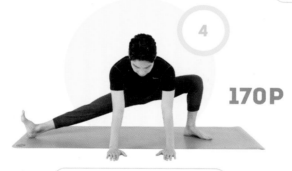

4

170P

하프 사이드 스플릿 스트레칭

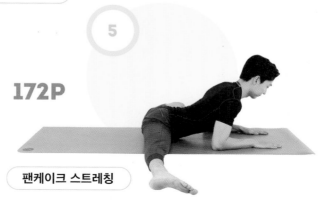

5

172P

팬케이크 스트레칭

앞뒤 골반 스트레칭

골반을 앞뒤로 움직이며 다리 양쪽의 내전근을 동시에 자극하는 스트레칭. 이 때 버티는 힘이 없으면 부상의 위험이 높아진다. 유연성과 버티는 힘을 동시에 기르는 동작이다.

운동 횟수
6~10회 2세트
운동 부위
허벅지 안쪽, 골반

POINT
복부에 힘을 주어 상체를 편 상태를 유지하고 배꼽이 바닥에 닿을 듯 말 듯 하게 폼롤러를 밀어준다. 앞으로 멀리 가는 것보다 허리를 편 상태에서 버티는데 집중하는 것이 중요하다.

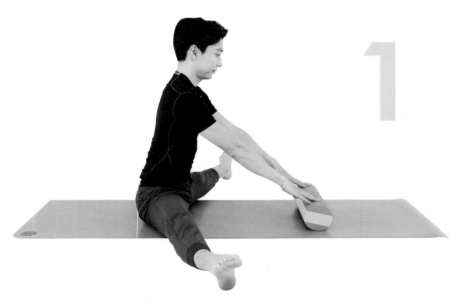

골반은 정면을 바라보도록 하고 다리를 최대한 벌리고 앉는다. 폼롤러는 팔을 앞으로 쭉 뻗어 잡는다.

폼롤러를 앞으로 밀 때 골반과 허
리가 말리거나 과하게 꺾이지 않도
록 하고, 다리가 안으로 모으지 않
도록 주의한다.

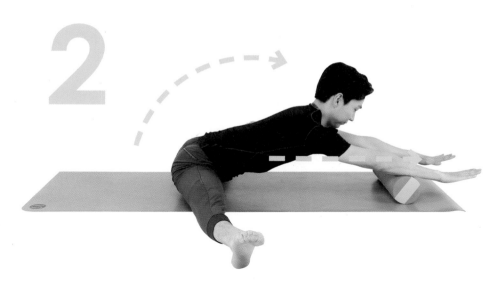

숨을 내쉰다

허리는 펴고 폼롤러를 가슴에서 멀리 보내며 앞으로 밀어
준다.

사이드 스플릿 스윙 스트레칭

두 다리를 최대한 열어 허벅지 안쪽의 내전근을 늘인 상태로 골반을 스윙하듯 움직이는 스트레칭. 상체를 바닥으로 붙일 힘이 없을 때 폼롤러를 활용하면 좀 더 쉽게 동작을 할 수 있다.

운동 횟수
8~12회 2세트
운동 부위
내전근, 골반, 고관절

POINT
팔꿈치로 바닥을 당기는 힘을 주어 폼롤러를 굴리면서 골반을 앞으로 천천히 밀어준다.

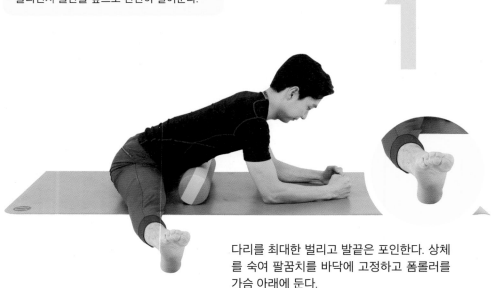

다리를 최대한 벌리고 발끝은 포인한다. 상체를 숙여 팔꿈치를 바닥에 고정하고 폼롤러를 가슴 아래에 둔다.

CHECK

무게중심을 어깨에 실어 기대지 않
도록 하고 최대한 반동을 쓰지 않
도록 주의한다.

2

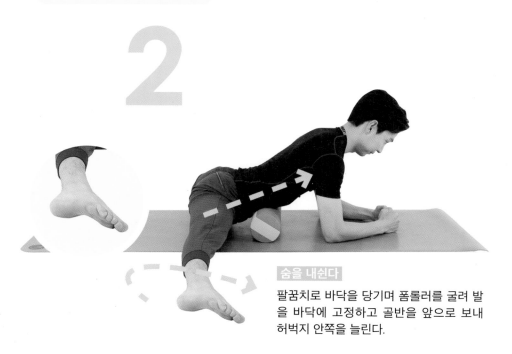

숨을 내쉰다

팔꿈치로 바닥을 당기며 폼롤러를 굴려 발
을 바닥에 고정하고 골반을 앞으로 보내
허벅지 안쪽을 늘린다.

사이드 스플릿 기지개 스트레칭

두 다리를 최대한 열고 앉아 내전근을 늘이고 상체를 숙여 기지개를 켜듯 온몸을 늘이는 스트레칭. 폼롤러에 기대기보다는 밀어야 하기 때문에 중심을 잃지 않도록 힘을 조절해야 하는 동작이다.

운동 횟수
좌우 6~10회씩 2세트
운동 부위
골반, 허리,
허벅지 뒤쪽,
허벅지 안쪽

POINT

상체를 숙이며 내려갈 때 골반을 앞으로 보낸다. 훨씬 더 늘어나는 느낌을 느낄 수 있다.

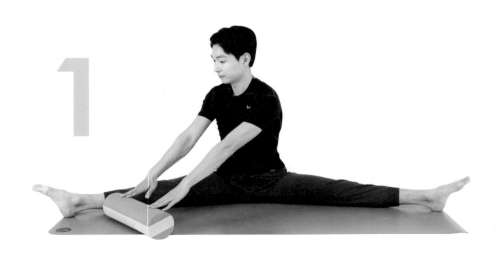

1

다리는 최대한 벌리고 양팔은 어깨 넓이로 뻗어 오른다리 옆의 폼롤러에 댄다.

2

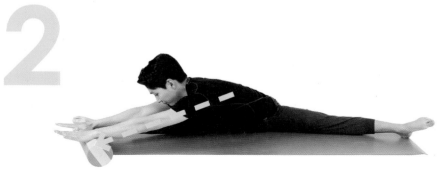

허리는 펴고 폼롤러가 가슴에서 멀어지도록 밀어준다.

CHECK

폼롤러를 밀 때 반대 방향의 발이 돌아
가지 않도록 발등에 힘을 주어 유지한
다. 또 허리가 펴지지 않으면 엉덩이 아
래에 매트나 수건을 깔고 동작을 한다.

3

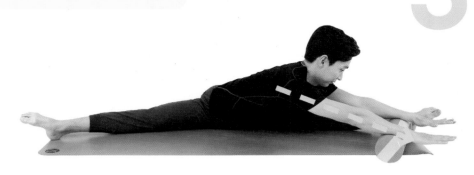

숨을 내쉰다

폼롤러를 왼다리 옆에 내려놓고 팔을 뻗어 폼롤러를 댄다. 가
슴과 손이 멀어지도록 밀어준다.

하프 사이드 스플릿 스트레칭

다리 힘으로 무게를 버티며 허벅지 안쪽을 늘이는 스트레칭.
버티는 다리가 잘 지지해주어야 뻗은 다리를 효과적으로 늘
일 수 있는 동작이다.

운동 횟수
좌우 6~8회씩 2세트
운동 부위
엉덩이, 허벅지 안쪽,
허벅지 뒤쪽

POINT

구부린 다리가 흐트러지지 않아야 늘이
는 다리가 효과적으로 잘 늘어날 수 있
다. 엉덩이를 들었다 다시 제자리에 앉
을 힘이 부족하다면 의자나 폼블럭 같
은 높이가 있는 소도구를 활용해보자.

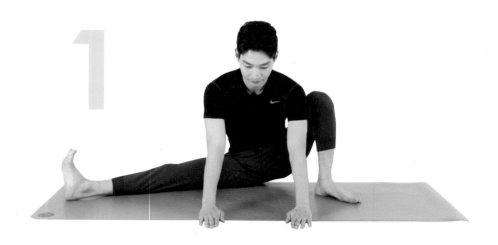

오른다리는 옆으로 뻗어 발꿈치를 바닥에 대고 왼다리는 발끝
이 바깥을 향하도록 접어 앉는다. 양팔은 어깨 넓이로 바닥에
내려 놓는다.

2

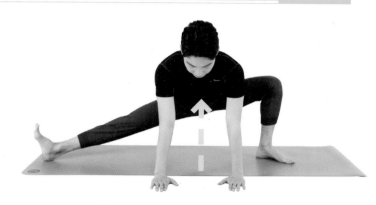

숨을 내쉰다

손으로 바닥을 당기는 힘과 왼다리가 버티는 힘으로
바닥에서 엉덩이를 들어 오른다리의 허벅지 안쪽과
뒤쪽, 엉덩이를 늘여준다.

CHECK

엉덩이가 바닥에 닿도록 앉을 때 굽
힌 무릎이 안쪽으로 밀리지 않도록
버틴다.

3

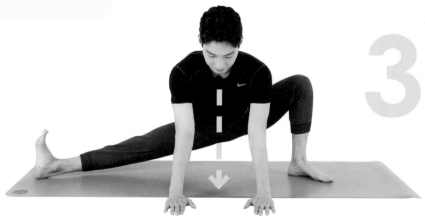

숨을 내쉰다

오른 허벅지를 늘인 상태에서 버티며 무게중심을 엉덩이 뒤로
보내 한 번 더 늘여준다. 제자리로 돌아온다.

171

팬케이크 스트레칭

다리찢기의 꽃이라고 불리는 팬케이크 스트레칭. 골반, 고관절, 다리를 벌리고 모으는 근육을 모두 사용하는 동작이다.

운동 횟수
4~6회 2세트
운동 부위
골반, 고관절, 엉덩이,
허벅지 안쪽,
허벅지 뒤쪽

POINT

동작이 어려우면 구간으로 나누어 반복 연습해보자. 또 처음 시도하여 다리찢기가 되지 않는 경우에는 엉덩이에 높이를 줄 수 있는 폼블럭이나 수건, 베개 등을 두고 시도하면 조금 쉽게 따라 할 수 있다.

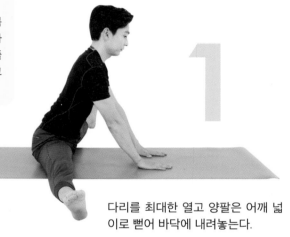

1

다리를 최대한 열고 양팔은 어깨 넓이로 뻗어 바닥에 내려놓는다.

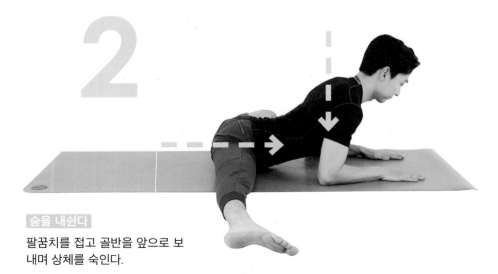

2

숨을 내쉰다
팔꿈치를 접고 골반을 앞으로 보내며 상체를 숙인다.

172

3

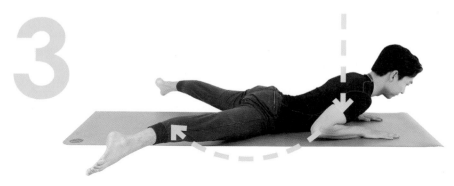

팔꿈치로 바닥을 당기며 골반을 바닥에 붙이고
다리를 뒤로 보낸다.

CHECK

모든 동작은 할 수 있는 범위 내에
서만 하도록 하고 반동을 쓰거나 억
지로 늘이지 않도록 한다.

4

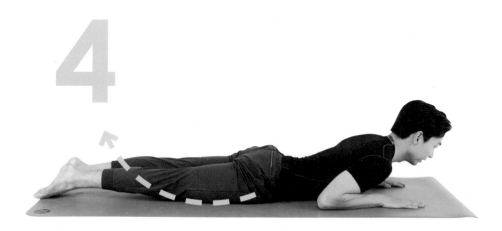

두 다리를 붙였다가 반대 방향으로 다리를 돌려 시작
자세로 돌아온다.

궁금증 해결 QnA

Q 다리찢기 스트레칭, 아프지 않을까요?

A 평소 나쁜 자세, 오래 앉아있는 생활습관 등으로 현대인들은 근막이 유착되어 있는 경우 많아요. 그래서 유착되어 있는 근막을 집중적으로 풀어주고, 과하게 수축되어 있던 몸을 늘이는 스트레칭이 필요합니다. 하지만 오랜 시간에 걸쳐 굳은 몸을 풀어주는 것이기 때문에 당연히 통증이나 불편함이 느껴질 수 있습니다. 다만 그 불편함이 너무 과하지 않도록 압력을 조절하거나 난이도를 낮추거나 스트레칭의 횟수를 조절하면서 해주면 서서히 좋아질 거예요.

Q 정말 뻣뻣한데 할 수 있을까요?

A 아기들을 보면 따라 하기도 힘든 자세를 매우 쉽게 해요. 지금 뻣뻣한 사람도 어릴 때는 똑같이 할 수 있었을 거예요. 다른 사람들보다 시간이 오래 걸리겠지만, 꾸준히 한다면 당연히 가능해요. 다리찢기를 하려면 전신의 유연성이 필요해요. 몸에서 가장 타이트한 부분부터 하나씩 해결해 가다보면 뻣뻣하고 무거운 몸이 부드럽고 가볍게 변하는 것을 가장 먼저 느낄 수 있을 거예요.
시도 하기 전에 겁먹지 말고 충분한 시간을 갖고 꾸준히 따라 하면 동작이 되지 않을 때 느꼈던 답답함이 서서히 풀리고 다리찢기를 처음 시작했을 때보다 다리 각도가 달라지는 모습을 볼 수 있을 거예요.

Q 근막이완 스트레칭을 자주하라는데 왜 해야 하나요?

A 근막은 콜라겐 섬유조직으로 이루어져 우리 몸을 감싸고 있어요. 그리고 근육의 모양을 유지하고 보호하며 뼈의 외형을 유지해주는 역할을 해요. 근막은 외부의 자극을 받으면 긴장하며 단단해집니다. 근막이완 스트레칭이 필요한 이유는 근막이 단단해질수록 관절의 움직임이 제한되어 일상생활에서 불편함을 느끼게 됩니다. 몸을 부드럽게 만들고 건강한 몸을 위해서는 근막이완 스트레칭을 운동 전후에 해주는 것이 좋아요.

Q 다리찢기를 할 때 고관절이 눌리는 느낌이 나요.

A 고관절이 눌리는 느낌이 날 때, 아마 개구리 고관절 스트레칭이나 동그라미 그리기 스트레칭처럼 고관절을 구부린 상태에서 스트레칭을 하고 있었을 거예요.

이때 무게중심이 치우쳐 있어 눌리는 느낌을 받았을 가능성이 커요. 허벅지의 끝과 골반 사이에 손가락 하나 들어갈 정도의 공간이 있는지 확인해보세요. 무게중심이 치우쳐 있다면 손가락이 들어가지 않을 거예요. 골반과 상체가 중앙에서 벗어나 기울어져 있다면 최대한 중앙을 유지하면서 동작을 해주면 좋아요.

또 고관절 주변 근육이 타이트하기 때문일 수도 있어요. 그런 경우 기지개 스트레칭, ㄱㄴ 스트레칭, 활짝 열어 나비 스트레칭, 스탠딩 사이드 밴드 스트레칭 등을 해주면 도움이 됩니다.

궁금증 해결 QnA

Q 관절에 통증이 있습니다. 스트레칭으로 좋아질까요?

A 관절에 느끼는 통증은 병원의 정확한 진단이 필요해요. 하지만 치료가 필요할 정도로 심각하지 않다면 스트레칭으로 충분히 좋아질 수 있어요. 관절은 뼈와 뼈를 연결해주는 부위이고 연골, 활액낭, 인대, 힘줄, 점액낭 등 복합적으로 이루어져 있어 이 중에 하나라도 문제가 생기면 관절염으로 이어질 수 있어요.
윤활막액은 관절 안에 있는 영양물질로 스트레칭은 관절 내 윤활막액이 더 많이 생성되도록 해줍니다. 스트레칭은 관절의 퇴행이 진행되는 것을 막을 수 있어요.

Q 평소 허리가 안 좋은데 다리찢기 해도 괜찮을까요?

A 다리찢기를 할 때는 다리를 안쪽으로 모아주는 내전근이 많이 쓰여요. 이 근육은 우리가 걸을 때 무릎이 느끼는 체중을 부담을 분담해 고관절의 안정시키는 중요한 역할을 합니다. 우리는 꽃게처럼 옆으로 걷지 않고 다리를 옆으로 들어 올릴 일이 별로 없어 이 근육이 짧아지기 쉬워요. 내전근이 짧아지면 허리에 통증을 느낄 수 있는데 이때 다리찢기를 하면 통증을 해소할 수 있으며 곧게 뻗은 다리 라인을 만들 수도 있어요. 평소 잠도 이루지 못할 정도로 허리에 통증을 느끼던 분들도 다리찢기 스트레칭을 하면 통증을 줄일 수 있어요. 하지만 무작정 근육을 늘이며 무리하면 내전근이 손상될 수 있으니 천천히 몸 상태에 맞게 늘여 나가는 것이 좋아요.

Q 폼롤러 스트레칭을 했는데 멍이 들었어요. 계속해도 되는 건가요?

A 마사지를 심하게 하면 멍이 들기도 해요. 폼롤러를 이용하면 근막이완과 스트레칭을 더 편하게 할 수 있어요.

폼롤러를 이용해 스트레칭이나 마사지를 했는데 피멍이 들었을 때는 여러 이유가 있어요. 피부가 약하기 때문에 또는 혈액이 제대로 순환하지 못하고 한 곳에 정체되어 멍이 생겼을 수 있습니다. 멍은 약 일주일 정도면 없어지는데 이때 혈액순환이 잘 이루어지도록 스트레칭을 꾸준히 해주는 게 좋아요.

Q 다리찢기를 할 때 무릎 안쪽이 찢어질 듯 당기고 불편해요.

A 스트레칭을 하다 무릎과 무릎 주변, 허벅지 안쪽의 통증을 느끼시는 분들이 종종 있어요. 근육이 늘어나는 듯한 느낌이 아니라 건드리면 찢어지거나 끊어질 것 같은 느낌의 통증을 느끼실 거예요. 이런 경우는 무릎 관절의 안정화를 담당하는 길이가 긴 근육들(반건양근, 박근, 봉공근)이 원래 길이보다 더 길게 늘어나는 것에 예민하게 반응하기 때문이에요.

또 무릎을 감싸고 있는 인대 때문일 수도 있어요. 근육은 수축과 이완이 할 수 있지만 인대는 수축과 이완이 거의 되지 않아요. 늘어나지 않는 무릎 옆 인대에 자극이 가 통증이 발생할 수 있어요.

이럴 때는 아픔을 참고 근육을 늘이기 보다는 폼롤러나 마사지볼로 불편한 느낌이 들었던 부위를 살살 달래주듯이 풀어주는 것이 좋아요.

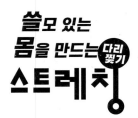

펴낸날 초판 1쇄 2020년 1월 22일
        4쇄 2021년 12월 20일

지은이 김성종, 백민지

펴낸이 강진수
편 집 김은숙, 김도연
디자인 임수현

인 쇄 (주)사피엔스컬쳐

펴낸곳 (주)북스고   **출판등록** 제2017-000136호 2017년 11월 23일
주 소 서울시 중구 서소문로 116 유원빌딩 1511호
전 화 (02) 6403-0042 **팩 스** (02) 6499-1053

ISBN 979-11-89612-53-5 13510

책 출간을 원하시는 분은 이메일 booksgo@naver.com로 간단한 개요와 취지, 연락처 등을 보내주세요.
Booksgo는 건강하고 행복한 삶을 위한 가치 있는 콘텐츠를 만듭니다.